親子でなっとく！ 事件をかいぼう！ こども法医学

岩瀬博太郎 著

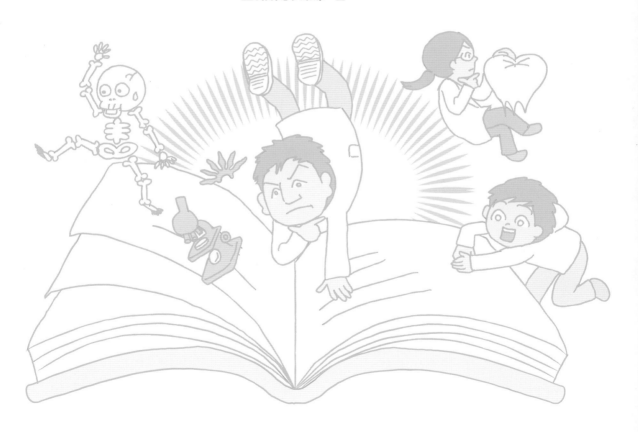

まえがき

　大昔から，人は多くの動物とは異なり，社会を形成してきました。この，社会を維持するためには，ルールとしての法律が整備されることが必要で，みんながそれを守ることで私たちは安心して生活できるのです。現在の法律は，国の安全を守り，国民の基本的人権を等しく守るために存在します。このような法律に関連してさまざまな問題が生じた場合，つまり，法律のとり決めに反して，国の安全や，国民の権利が侵害されるようなことが発生した場合，それを解決する方法を医学的観点から探る学問が法医学です。短くいえば，法医学とは，"国の安全や，生きている人々の権利を等しく守るための医学"であるということできます。日本における法医学の創始者である片山國嘉が，医学を各人医学（現在の臨床医学）と国家医学（現在の社会医学）の2つに大別し，内科や外科などの臨床医学は患者一人一人を診断・治療するという意味から各人医学に分類し，法医学や公衆衛生学は，社会を相手にする学問であることから国家医学に分類しました。このことは，法医学が死体などの個別事例を対象にしながらも，本来の目的は，その事例の向こうにある国や社会をよりよくすることであることを，よく表しているといえるでしょう。

　一方で，テレビドラマの影響もあり，法医学というと，死体を解剖するのが仕事で，生きている人よりも死んでいる人と向きあう変わった仕事であると思う人が，多いのではないでしょうか。たしかに，私たち法医学者は毎日のように死体を解剖していますから，それはまちがいではありません。しかし，私たちの仕事は死体と向きあっているだけではなく，傷害

事件や殺人未遂事件の被害者といったような生きている人とも向きあっています。また，医学的知識が必要とされるのであれば，物体や書類なども対象となりえます。また，死体と向き合う場合も，死者のためだけではなくその本当の目的は生きている人の権利擁護にあります。もし，殺人事件や製品事故で亡くなった人について，死因を病死としてしまったら，どうなるでしょうか。似たような殺人事件や製品事故について，社会として対策がとられなくなり，同じような被害者が再びでてしまうかもしれません。つまり，法医学が発展していない国では，生きている人の権利が守られない場合も出てくるでしょう。現在の日本でも法医学者とよばれる医師は150人程しかいませんし，まだまだ未発達な状態にあり，そのような状況では，国民の権利が守られないこともあるかもしれません。

　法医学は，人が安全な社会を維持し，それぞれの人が等しく守られていくために，必須の学問領域です。この本が，法医学の正しい理解につながり，将来，法医学を学ぶことを希望する若者が増えるなど，法医学の発展につながるのであれば幸いです。

岩瀬博太郎

目　次

第1章　「死」について考えてみよう

第3章　海外と日本の法医学の実情

第5章 🔍 ドクターいわせの法医学事件簿

登場人物紹介

まなぶくん

好奇心おうせいな
男の子

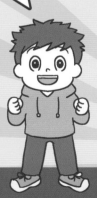

ドクターいわせ

大学の法医学教室の教授

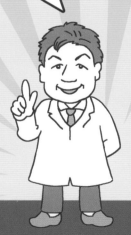

ボーンくん

千葉県の畑でみつかった骨。
なぜか現代のドラマに
くわしい

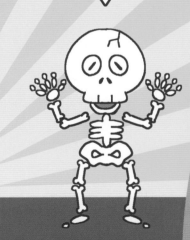

イントロダクション

畑のなかから人間の骨！

千葉県某所，畑仕事をしているおばあちゃんのそばで，まなぶくんが地面に穴を掘っていると，深いところから人間の骨が出てきました。まなぶくんとおばあちゃんはたいへん驚き，警察に連絡しました。

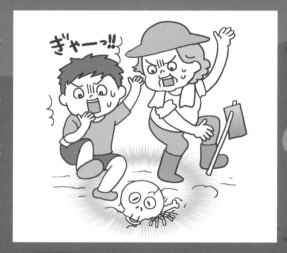

警察官が到着すると，「とても古そうな骨ですね。死因を特定しなくてはなりません」といって，さらに深く掘り，出てきた骨をすべて回収しました。骨は警察署内に運ばれて，専門の捜査官による表面の観察（検視）と，医師による検案が行われました。しかし，死因どころか，いつ頃亡くなった死体なのか，見当もつきませんでした。

14

骨は法医学教室に

くわしい解析をするために，警察はドクターいわせの法医学教室に骨を届けました。まず，ドクターいわせは，骨を念入りに観察します。じつは骨だけになってしまっても，性別・年齢など，わかることがたくさんあります。たとえば大人と子どもでは，頭蓋骨の大きさが違います。そして頭蓋骨は，女性に比べて男性は大きく，眉の上の骨（眉間・眉弓部）が出っ張っています（図1）。

また，上腕骨（肩からひじまでの骨）骨髄腔の高さにより，年齢を推定することもできます（図2）。

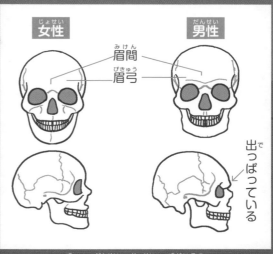

図1　男性と女性の頭蓋骨

女性　男性
眉間
眉弓
出っぱっている

上腕骨骨髄腔が外科頸の下にあるから，30歳以下だと推定できるよ！

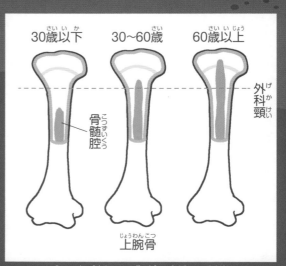

30歳以下　30〜60歳　60歳以上
外科頸
骨髄腔
上腕骨

図2　上腕骨骨髄腔と年齢の関係

骨は年代を測定することに

ドクターいわせが観察した結果，この骨は"若い大人の男性"であることがわかりました。しかし，この骨がどのくらい古いものなのかは，わかりませんでした。そこでドクターいわせは，放射性炭素（¹⁴C）という物質の測定（炭素14年代測定法）を，ほかの研究機関に依頼して，骨の年代を割り出すことにしました。

炭素14年代測定法とは

・原子ってなに？

少しむずかしいはなしになってしまいますが，宇宙に存在するすべての物質は，原子という非常に小さい粒によってできています。そして，多くの物質は原子同士がくっついた分子というかたちで存在しています。

たとえば，私たちが生きるために必要不可欠な酸素は，酸素原子が2つくっついた酸素分子（O_2）のかたちで存在します。同じく水も，水素原子2つと酸素原子1つがくっついた水分子（H_2O）のかたちで存在しています（図3）。

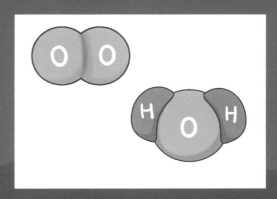

図3　酸素分子と水分子

・放射性原子ってなに？

　さらにむずかしいはなしになってしまいますが，同じ種類の原子でも壊れにくい原子と壊れやすい原子（放射性原子）があります。たとえば，自然界の炭素原子（C）は，炭素12（^{12}C），炭素13（^{13}C），炭素14（^{14}C）の3つが存在します。

　そのうち，^{12}Cと^{13}Cが壊れにくい原子で，^{14}Cは壊れやすい原子です。

　空気中の^{14}Cは^{12}Cにくらべて微量ですが，二酸化炭素（CO_2）の形で存在します。^{14}Cは植物の呼吸により植物のなかにとり込まれます。そして，動物が植物を食べることにより，動物の身体のなかに^{14}Cがとり込まれます。このようにして，生きているあいだは，一定量の^{14}Cが身体のなかに存在しています。しかし，その植物や動物が死んでしまうと，^{14}Cを身体のなかにとり込むことができなくなります。そうすると，壊れやすい^{14}Cは身体のなかからどんどん減っていきます（図4）。

　炭素14年代測定法とは，古い骨のなかの^{14}Cの量を測定して，その骨がどのくらい古いものなのかを割り出す方法です。

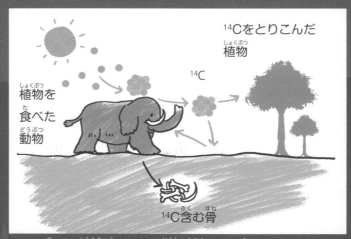

図4　空気中の^{14}Cを動植物がとり込むしくみ

17

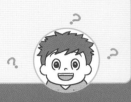

放射性原子について
くわしいことは中学校や高校で勉強するよ。

骨は江戸時代前後のものだった！

炭素14年代測定法の結果，この骨は江戸時代前後のものだと判明しました。骨はお寺に届けられて，埋葬されました。

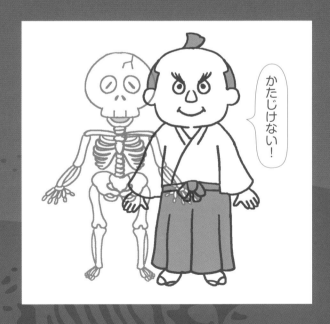

かたじけない！

ボクのように，骨だけになってしまうと，みんなに何も伝えることができない……

でも，骨だけになっても，法医学によって，いろいろなことがわかるのですね!

そうだよ。法医学は，まなぶ君にもボーン君にもあまり馴染みがない学問かもしれないね。映画やドラマの影響で，解剖の印象が強いけど，じつはさまざまな視点から，いろんなことを調べているんだよ。

なるほど!

この本では，法医学がどのような学問か，また，法医学の歴史や諸外国での現状，日本の法医学の問題点など，子どもから大人まで，わかりやすく解説していくよ!

楽しみ!!

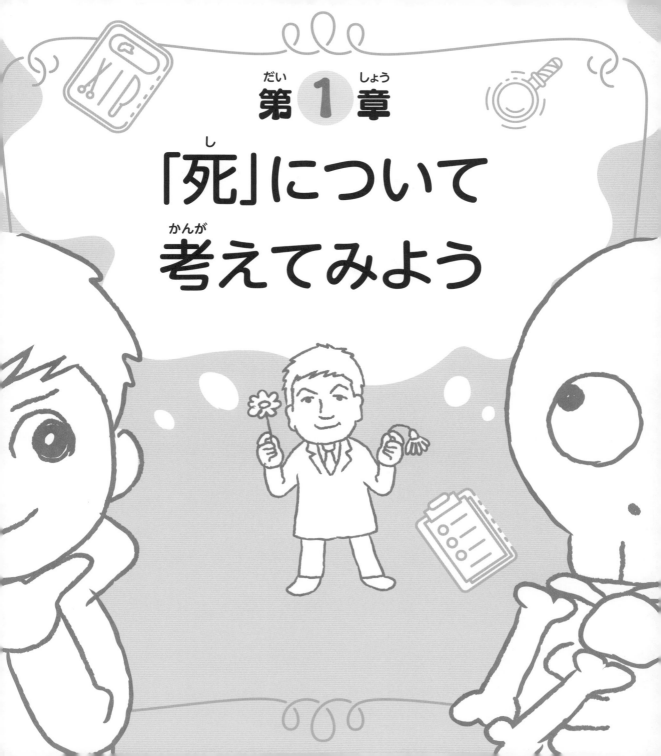

第1章

「死」について考えてみよう

1 生物の「死」とは？

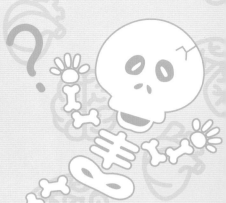

まなぶくん，「死」について考えたことある?

呼吸が止まってたら，生きてないですよね。

自分で呼吸ができなくても,脳は生きてる場合があるんだよ。

ドラマではお医者さんが人の眼にライトをあてて見てるよね。

それは瞳孔の動きをみてるんだよ。法医学を学ぶ前に「死」について考えてみようか。

「死んでいる」って？

私たち法医学者は，目の前の死体の「死因」を特定するために，日々，死体とむきあっています。法医学教室に運ばれてくる死体は，すでに「死んでいる」状態ですが，そもそも，生物が「死んでいる」とはどのような状態でしょうか。

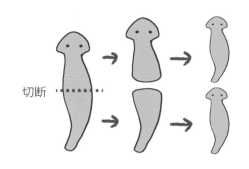

切断 ••••••••••

まなぶくんは「プラナリア」という生物を知っていますか？　プラナリアは川や池などの淡水に住む生物です。プラナリアは再生能力が高いことが知られています。たとえばからだを2つに切断しても死にません。切断されたそれぞれの部分に臓器が再生して，2匹のプラナリアになるのです。

もしも人間を2つに切ったら？

では，人間の場合はどうでしょうか。ちょっとこわい話になってしまいますが，人間のからだを2つに切断したら，かなり高い確率で死んでしまいますね。しかし，2つに切断された人間のからだは，本当に「死んでいる」状態でしょうか。もしかしたら，からだのなかの一部の細胞はまだ生きているかもしれません。1つでも生きている細胞があった場合，「死んでいる」状態としてよいのでしょうか。

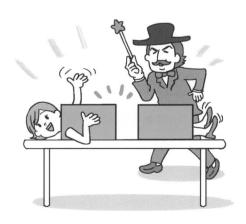

生物学的な「死」をどの時点とするかはわからない！

　生物の「死」をどの時点とするか定義するのは非常に難しい問題です。人間のからだはたくさんの細胞からなりたっていて，さまざまな臓器をもち，とても複雑な構造をしています。そして，複雑な神経ネットワークを使って脳からの指令をからだに届けています。こうして，私たちは生命活動を維持しています。たとえば，「すべての細胞の死」を「生物の死」とすると，すべての細胞が死んだことを調べる方法はありません。人間のからだがすべて腐って，白骨化して，朽ち果てるのを待ったほうがいいでしょう。しかし，実際には人間のからだがすべて朽ち果てるまで見届けることはできません。そのため，「今後，二度とよみがえることはなく，ほおっておけばいずれからだも朽ち果てる」と予想される時点を，「死」の定義としています。

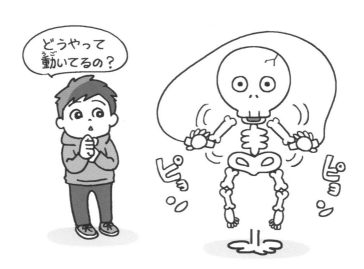

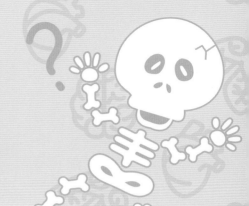

2　医学的な「死」の定義

「死ぬ」ということがどういうことなのか，わからなくなってきました。

人間は複雑な構造だからね。ボクは骨だけだけど。

しかし，医学的に「死」が厳密に定義されていないと，いろいろな問題が起きてしまいます。

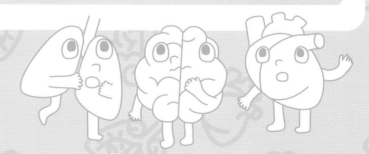

医学的な「死」とは

　『1. 生物の「死」とは？』で解説したとおり，私たち人間の身体はたくさんの細胞からなりたち，さまざまな臓器が存在します。からだが朽ち果てるまで，ほうっておくことはできないので，すべての細胞の死を確認することは不可能ですが，医学的には「死」の定義が必要になってきます。

　それでは，医学的な「死」の定義とは何でしょうか。医学的な「死」とは，「生きている状態に戻らない状態」のことです。からだを動かしたり，だれかと会話をすることは二度とできず，ほおっておけば，身体が朽ち果てていくのが確実だと考えられる状態です。医学の教科書には，「人間の死とは，個々の細胞・組織や器官の死ではなく，ヒトの個体としての生命維持機能が不可逆的あるいは永久的に停止した場合」と書かれています。「不可逆的」とは，ずいぶんと難しいことばですね。これは「もとの状態に戻らないこと」です。つまり，身体のなかの細胞が部分的に生きていても，今後，生命活動を行うことが不可能だと判断されると，「死んだ」ということになります。これを人間の「死」，専門用語では「個体死」といいます。

死の三徴候

　では，「生きている状態に戻らないこと」は，どのように判定しているのでしょうか。「死んだ」と判定するための，客観的な基準のようなものはあるのでしょうか。

　実際の医療の現場では，「心臓の停止」「呼吸の停止」「瞳孔散大，対光反射の消失（目のなかの瞳の部分が開いたままで，光を当てても反応しないこと）」を「死の三徴候」としています。これは，長い医学の歴史のなかで「生きている状態に戻らない」と，経験的にわかっています。

しかし，「死の三徴候」を確認できても，確認の直後であれば，元に戻る可能性があります。そのため，「死の三徴候」が一定時間つづくことが確認されたときに，医師は死亡と判定しています。

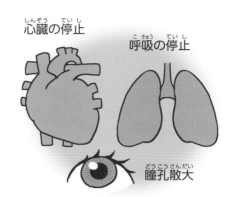

心臓の停止

呼吸の停止

瞳孔散大

死亡の判定ができる人

ところで，死亡の判定は誰がするのでしょうか。病院に入院していた患者さんが，入院の原因となった病気で死亡した場合は，医師（医師法第19条）と歯科医師（歯科医師法第19条）が死亡の判定をして，死亡診断書を書くことができます。しかし，異状死*の場合は医師のみが死亡の判定をすることができ，警察へ届け出をする義務があります（医師法第21条）。

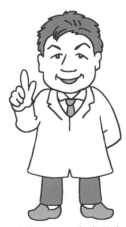

医師または歯科医師

*：病気になり診療をうけつつ，診断されているその病気で死亡することが「ふつうの死」であり，これ以外は異状死と考えられます。くわしくは第2章で説明します。

27

３ 脳死(のうし)

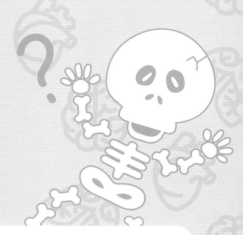

医学的(いがくてき)な人間(にんげん)の死(し)については理解(りかい)できました。

ニュースでたまに耳(みみ)にする，脳死(のうし)とか，植物状態(しょくぶつじょうたい)というのは何(なん)でしょうか？

まずは，脳死(のうし)と植物状態(しょくぶつじょうたい)はまったく違(ちが)うものだと覚(おぼ)えておいてください。ここでは，脳死(のうし)と植物状態(しょくぶつじょうたい)について説明(せつめい)します。

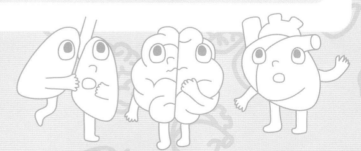

脳のはたらき

脳は，私たちがいろいろなことを考えたり記憶したりする臓器です。また，身体をうごかす，肌で感じる，匂いを感じる，味を感じる，耳で聞く，目で見るなどについても，脳はすべての司令塔として働いています。脳は大きくわけて，大脳・脳幹・小脳の3つにわかれていて，部位によってはたらきが異なります。なかでも脳幹は脳の中枢です。意識，呼吸，心臓の動きなどを調節しています。生命の維持のために，脳幹のはたす役割はきわめて重要です。

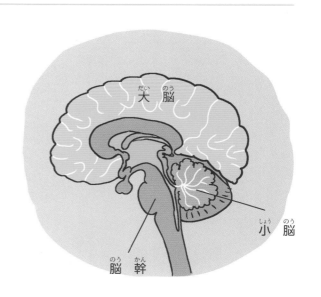

大脳

小脳

脳幹

脳死とは

脳死とは，脳幹を含む脳全体の機能が失われた状態です。脳死の状態になると回復する可能性はなく，もとに戻ることはありません。近年，医学の進歩により，「死の三徴候」だけで死亡を判定するのが難しくなってきています。たとえば肺や心臓が機能停止しても，医療機器を使って，呼吸をさせたり，心臓を動かしたりすることが可能になっています。また，人工臓器，臓器移植の技術も進歩しています。肺や心臓が，事故や病気により大きなダメー

ジをうけても，臓器移植や人工臓器を使って，肺や心臓をとりかえることで，生命維持活動が再開することがあります。

　しかし，生命を維持するための司令塔である脳の機能が停止すると，心臓や肺も停止します。もし，脳の機能が停止した状態で，最新の医療機器を用いて肺や心臓を動かせたとしても，その機器を止めれば，すべての生命活動は停止してしまいます。

脳死の判定

　日本では，1985年に厚生省が「脳死の判定指針および判定基準」を発表し，「全脳の不可逆的機能喪失をもって脳死とする」とされています。これは「脳の機能が失われて，決して戻ることがない」ということです。つまり日本では，大脳，小脳，脳幹のすべての機能が停止し，「もとに戻らない」と判断される場合に「脳死」と判定されます。また，1997年の臓器移植法では，臓器提供を前提とした場合のみ，脳死を人間の死としています。

　海外に目を向けてみると，各国の脳死の判定基準はそれぞれ異なります。イギリスのように，「脳幹死をもって脳死とする」という国もあります。

植物状態とは

植物状態とは，大脳は機能せずに，脳幹が機能している状態です。脳幹が機能していれば，自力で心臓や肺を動かすことができます。脳死の場合は，再び目を覚ますことはありませんが，植物状態の場合は再び目を覚ます可能性があります。

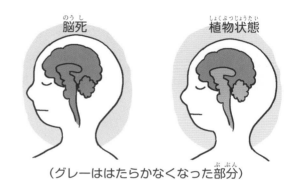

脳死　　　　　植物状態

（グレーははたらかなくなった部分）

ちなみに心肺機能停止とは，心臓のうごきと呼吸が止まってしまった状態です。ほうっておくとすぐに脳死に至ります。

31

4 死亡時刻ってどうやって決めるの？

医学的な死……，個体死……，う～ん，難しいなあ。

ところでドラマや映画で見る「死亡時刻」ってどうやって決めてるの？

実際の医療の現場ではどうやって決めているか解説します！

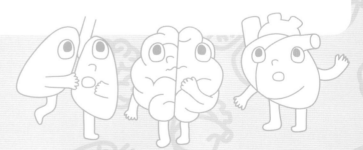

死亡時刻とは

　病院や自宅などで，医師が立ち合いのもとで死亡した場合は，「死の三徴候」がすべてそろった時間を死亡時刻とします。しかし，その瞬間に医師が立ち会っていなかった場合は，それ以後に死の三徴候がそろっていることを医師が確認した時点を死亡時刻としています。死亡時刻の決定は，犯罪などの刑事責任上でも，争いごとの民事責任上でも大きな影響を与えることがあるので，きわめて重要です。

脳死の死亡時刻

　「脳死」を「人間の死」とした場合，「自発呼吸が不可逆的機能停止をした最初の時を死亡時刻とする」ということになります。脳死は，臓器提供の際に重要な問題になるため，判定基準は非常に細かく決められています。脳死の判定は，判定基準の項目がすべて満たされた時点を1回目として，1回目から6時間以上経過したあとに2回目の判定を行います。そして，１回目あるいは２回目のいずれを死亡時刻とすべきかについては，議論がありますが，現在のところ，脳死の死亡時刻は2回目の脳死判定の時点であるとされています。

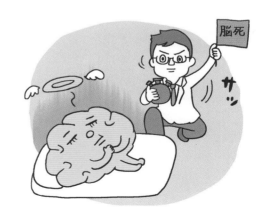

5 死因を決定するために重要なこと

では「死因」はどうやって判定してるんですか?

病気で亡くなったときは判定しやすいよね。

そうだね。でも複数の病気があるときは? 病気の患者さんが病気とは別の原因で亡くなったら? ここでは，死因とは何なのか，一緒に考えてみよう。

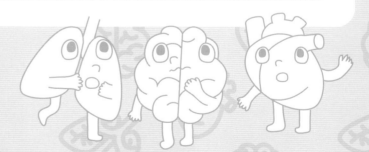

死因とは

　「死因」とは，人間が死んだ医学的な原因です。まず，2022年の日本人の死因をみてみましょう。厚生労働省の発表によると，1位が悪性新生物（がん），2位が心疾患，3位が老衰です＊。がんが原因で亡くなる人は27.6%となっていて，多くの日本人はがんが原因で亡くなっていることがわかります。がんや心疾患のように，病院で治療を受けていたり，入院している場合は，死因がはっきりとしています。しかし，そうではない場合もたくさんあります。

＊ 厚生労働省. 令和４年（2022）人口動態統計月報年計（概数）の概況

死因が複数考えられる場合

　こわいはなしになってしまいますが，腕と脚の動脈が切れているうえ，心臓も刺されている死体がみつかったとします。このような場合は，何を死因とするのか，難しいですね。動脈を切られて失血死した可能性と，心臓を刺されたことによるショック死の

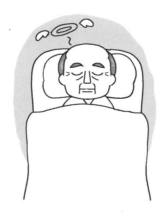

どっち？

腕や脚を刺されて失血死
↓
あとから心臓を刺される

心臓を刺されてショック死
↓
あとから腕や脚を刺される

可能性があるからです。このような場合は，しっかりと解剖を行って，どちらが本当の死因なのか，つきとめなければなりません。このように，徹底的に死因をつきとめることが，私たち法医学者の仕事なのです。

原死因と直接死因

事故などで脳に損傷をうけ，植物状態になった人が，最終的に肺炎をおこして亡くなった場合，死因は何になるのでしょうか。

このような場合，脳への損傷を「原死因」，肺炎を「直接死因」といいます。世界保健機関（WHO）では，「原死因」を「直接に死亡を引き起こした一連の事象の起因となった疾病又は損傷」または「致命傷を負わせた事故又は暴力の状況」と定義しています＊。

＊厚生労働省. 令和5年度版死亡診断書（死体検案書）記入マニュアル.
(https://www.mhlw.go.jp/toukei/manual/dl/manual_r05.pdf).

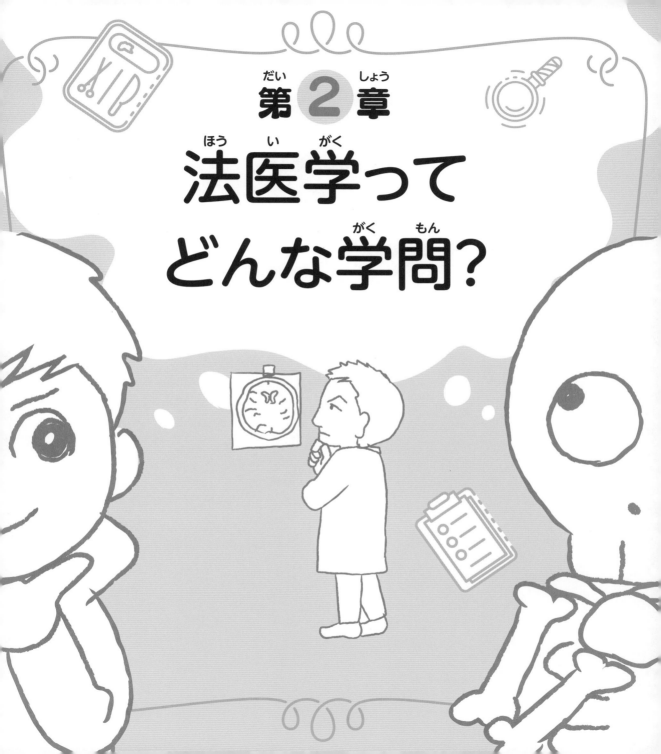

第2章
だい　　しょう

法医学って
ほう　い　がく

どんな学問?
がく　もん

1 法医学は何のためにあるの？

法医学者の仕事は，事件や事故で亡くなった人を解剖して死因をみつけることですね?

犯人をみつけるための仕事だよね!

どちらも正解かもしれないね。でも，法医学者にはさまざまな仕事があるんだ。法医学はむしろ生きている人のための学問だといえるね。第2章では法医学について学びましょう!

法医学はすべての人の人権を守るための学問です

　「法医学」と聞くと，死体とか事件とか，少しこわいイメージがあるかもしれません。私たち法医学者のもとには，身元不明や死因不明の死体が運ばれてきます。そして，法医学者は死体の解剖を行います。CT検査，薬物検査，DNA検査なども行います。

　われわれ法医学者が行う業務のなかでもっとも多いのは，「死体の死因を特定すること」です。しかし，広い視野でみると，法医学は「生きている人，亡くなった人を含めた，すべての人の人権を守るための学問」といえます。具体的にはどういうことか解説します。

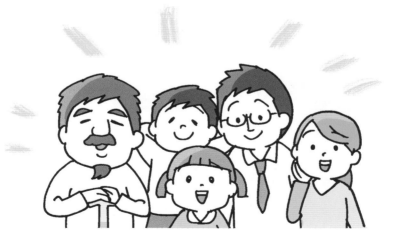

法医学は公正な刑事裁判のために必要とされる学問です

　むかしは，法医学は「裁判医学」という名称でよばれていました（第2章「6. 日本の法医学の歴史」を参照）。その名のとおり，法医学は公正な刑事裁判を行うために，必要不可欠な学問です。まずは，刑事裁判について説明します。

　刑事裁判とは，犯罪事件が発生した場合，警察や検察などが捜査を行ったうえで，事件の当事者に刑罰をあたえるかどうかを判定するための裁判です。国家権力が事件の当事者を裁くことになります。刑事事件には，殺人や傷害などの非常に重大な犯罪が含まれています。事件の当事者を公正に裁くためには，罪を明確にしなければなりません。そのため，殺人などの重大な犯罪が起きたとき，法医学者は被害者をしっかりと診断し，その事件の原因をつきとめなければなりません。これは，冤罪（罪のない人を犯人にしてしまうこと）を防ぐことにもつながります。

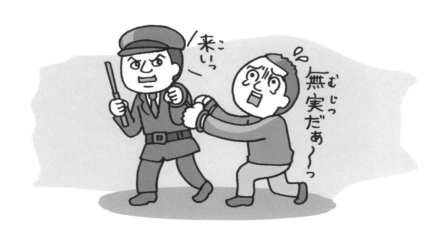

公衆衛生や治安の維持のためにも必要です

公衆衛生とは，「人々の病気を予防し，健康を増進させること」です。未知の病気が蔓延して，体調を崩したり，死亡したりする人がでた場合，その被害を最小限におさえるために，原因をつきとめなければなりません。病気の治療法や，予防方法をみつける必要があるからです。死因不明の死体は未知の病気にかかっている可能性があります。そのため，法医学者はそのような死体の死因を解明する必要があるのです。

また，大災害や大事故がおきたときも，死因の特定は不可欠です。第一に，身元の特定をして，亡くなった人の尊厳を守るためです。次に，「治安の維持」のためです。残念なはなしになりますが，大災害や大事故に乗じて，こっそりと事件にかかわる死体を捨てにくる犯人がいるかもしれません。大災害や大事故で亡くなった人の死因の診断をいい加減にしてしまうと，そのような犯罪を見過ごすことになってしまうのです。

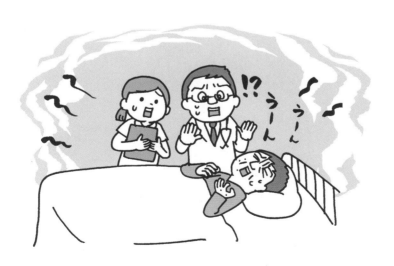

生きている人を診察するのも，法医学者の大切な仕事です

　法医学者は生きている人の診察も重要な仕事です。虐待を受けた子どもや老人，家庭内暴力（DV）の被害者を診察することもあります。被害を受けた人の身体に残された傷をしっかりと証拠保全し，のちの刑事裁判に役立てたり，児童相談所に対して保護が必要かどうかアドバイスをします。

　また，傷害事件の場合，被害者を診察することは冤罪の防止にもつながります。たとえば，アイシャドウで紫色に顔を塗って，「顔をなぐられた」と嘘の訴えをしてきた場合，一方的にそのはなしを信じてしまうと，冤罪を生むことになってしまいます。しっかりと診断して，証拠として記録することが，法医学者の仕事です。

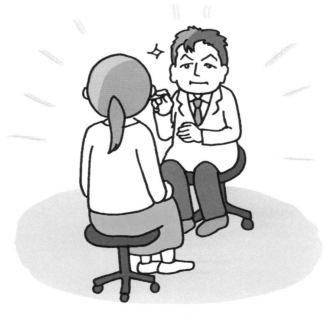

② 「異状死」と「ふつうの死」って何だろう？

いわせ先生は，亡くなった人の尊厳を守るためだけではなく，生きている人のためにも，事件や事故にあった死体，死因が不明な死体の診断を行っているのですね。

ところで，亡くなった人はすべて解剖してるの？

現在のところ，私たち法医学者があつかう死体は，専門用語で「異状死体」とよばれる死体です。この項では，「異状死体」について解説します。

「異状死体」とは

　法医学者が解剖する死体は，「異状死体」とよばれているものです。「異状死体」とは，「ふつうの死」以外で死亡した死体です。それでは，「ふつうの死」とは，何でしょう。日本法医学会が作成した「異状死ガイドライン」では，基本的に，病気と診断されて治療をうけて，その病気で亡くなった場合を「ふつうの死（自然死）」としています。つまり，それ以外のすべての死は「異状死」となります（図）。

　なお，「異状死」は医師が使うことばです。「医師法」という法律のなかに，「異状」ということばが出てきます。

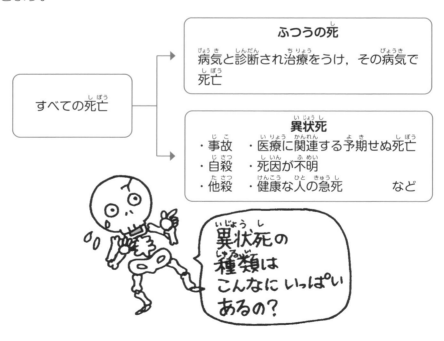

すべての死亡

ふつうの死
病気と診断され治療をうけ，その病気で死亡

異状死
・事故　・医療に関連する予期せぬ死亡
・自殺　・死因が不明
・他殺　・健康な人の急死　　　　　など

異状死の種類はこんなに いっぱい あるの？

図　法医学会の異状死の考え方

「死亡診断書」と「死体検案書」

　これまで診療していた患者さんが，その傷病によって死亡した場合，つまり「ふつうの死」の場合に，医師が記入するものが「死亡診断書」です。それ以外の死亡（異状死）は，死体検案書という書類を書くことになりますが，実際には用紙は同じものを使います（図）。

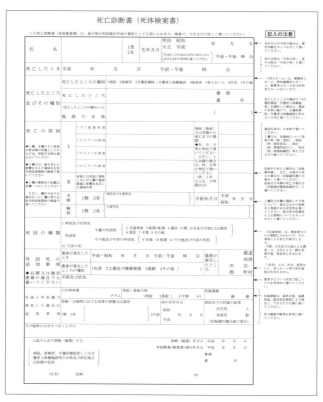

図　死亡診断書（死体検案書）

（厚生労働省医政局政策統括官（統計・情報政策担当）．死亡診断書（死体検案書）記入マニュアル．
令和3年度版．令和3年2月22日発行）

3 「異状死体」にかかわるのはどんな人たち？

身元不明や，死因不明の死体がみつかった場合，どのようにして法医学の先生に連絡が行くのですか？

ボクが畑でみつかったときは，最初に警察の人が来たよ!

ここでは，いわゆる「異状死体」が見つかったときの流れについて説明します。

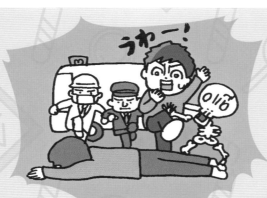

倒れている人をみつけたら

「異状死体」にはどのような人たちがかかわっているのでしょうか。もし，まなぶくんの目の前で人が倒れていたらどうしますか？　生きているかもしれないと思ったら，119番に通報しますね。119番通報すると，まずは救急隊員の人がかけつけて，倒れている人を病院に運びます。しかし，残念ながらその人が病院で亡くなってしまい，亡くなったときの状況や死体に不審な点がある場合は，医師は24時間以内に警察に届け出をすることが義務となっています（くわしくは第2章の4）。かけつけた救急隊員が犯罪と関係がありそうだと考えた場合に，警察に通報することもあります。

あきらかに死んでいる人をみつけた場合は，110番に通報しますね。110番に通報すると，警察官がやってきます。そして警察官は，死体を警察署，または監察医務院に運びます。

上記の2つの例は，いずれも「異状死体」ということになります（図）。

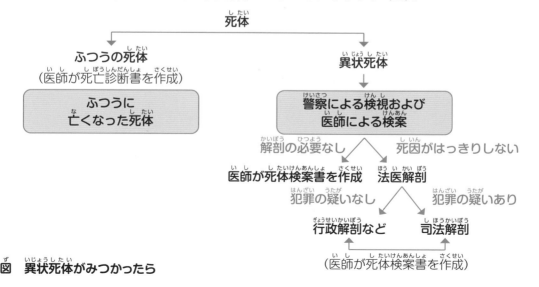

図　異状死体がみつかったら

異状死体はまずは検視・検案

　不審な点がある（異状）死体は，警察官または検察官が死体の表面を検査する「検視」，および医師による「検案」を行って，犯罪と関係がありそうかどうかを判断します。一般的には，警察署に死体を安置して行います。検視の場合にも医師の立ち合いが必要です。検視・検案の結果，解剖の必要がないと判断された場合は，医師が死体検案書を作成します。

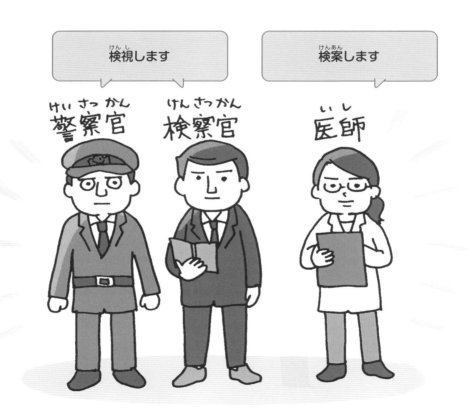

検視します

検案します

けいさっかん
警察官

けんさっかん
検察官

いし
医師

法医解剖とは

・法医解剖の種類

　死体の死因を解明するために医師によって実施される解剖は，法医解剖とよばれています。解剖のほかに，CT検査，薬物検査などのさまざまな検査をおこないます。これらの結果に，警察による捜査の情報などを加えて総合的に判断して，死因を特定します。法医解剖は，司法解剖，行政解剖，承諾解剖，調査法解剖の4つがあります（表）。

表　日本における4つの法医解剖

解剖の種類	犯罪性	解剖する人	家族の許可	実施されてる地域
司法解剖	あり	おもに法医学教室の医師	必要なし	全国
行政解剖	なし	監察医	必要なし	監察医制度のある地域＊
承諾解剖	なし	おもに法医学教室の医師	必要	監察医制度のない地域
調査法解剖	なし	おもに法医学教室の医師	必要なし	全国

＊ 東京23区，大阪市，神戸市

犯罪の可能性がある場合は司法解剖

・司法解剖

　検視・検案の結果，犯罪の可能性が疑われた死体は，司法解剖を行うことになります。司法解剖は，裁判所の要請または許可（令状）のもとに実施される解剖です。警察からの依頼により，大学の法医学教室で行われるこ

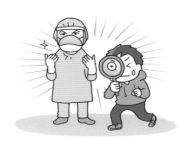

とが多いです。司法解剖では，家族の承諾 (許可) は必要ありません。

犯罪の可能性がない場合

・行政解剖

　行政解剖とは，犯罪性が疑われない死体について，監察医務院*などで監察医が行う解剖です (監察医制度)。行政解剖の目的は，公衆衛生 (伝染病の予防) や不慮の事故の解明の向上です。行政解剖も，家族の承諾は必要ありません。

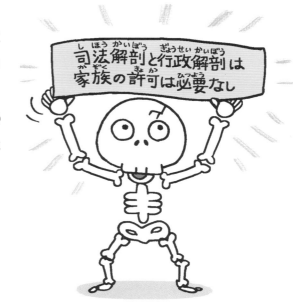

司法解剖と行政解剖は
家族の許可は必要なし

*監察医務院とは
監察医が検案と行政解剖を行う施設です。「行政解剖」という名前からわかるように，自治体 (都道府県) が運営していますが，現在稼働しているのは東京23区，大阪市，神戸市の3地域のみです。つまり，日本のほとんどの地域には監察医制度がありません。東京都監察医務院では，年間約14,000件の検案，2,100件の解剖が行われています (令和2年データ)。

• **承諾解剖**

　監察医制度のない自治体では，おもに大学の医学部の法医学教室で承諾解剖が行われています。承諾解剖は家族の承諾が必要です。これを「準行政解剖」や広義の「行政解剖」とよぶこともあります。

• **調査法解剖**

　調査法解剖とは，司法解剖が行われない死体について，監察医制度がない自治体でも，遺族の承諾なしで行うことができる解剖です。警察署長・海上保安部長などの判断で行います。これは，2013年から始まった新しい制度です。

法医解剖は4種類もあるにもかかわらず，各都道府県でうまく機能しているとは言いがたいよ。くわしくは第3章の「日本の死因究明制度の問題点はどこに？」で説明するね。

4 警察にはどのような ときに届け出するの?

復習です。病院で人が亡くなったとき,誰が死亡を確認するのか覚えていますか?

お医者さんか歯医者さん?

正解。そのときに死因がわからない,あるいは死因に疑わしい点があるとしたら,どうなるかな?

死亡診断書または死体検案書は書けない?

そうだね。そういうとき,医師は警察署へ「死体に異状があります」と届け出ます。

どうして届け出が必要なのですか？

それはね，犯罪を見逃さないためだよ。

死亡を確認しましたが，死体に異状があります。

はっ！承知しました。こちらで確認します！

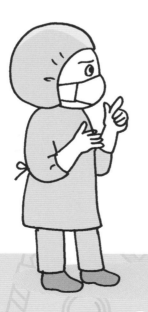

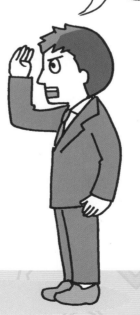

医師は異状死を警察へ届け出しなければならない

　日本では，「医師法」という法律により，「医師は，死体又は妊娠4ヵ月以上の死産児を検案して異状があると認めたときは，24時間以内に所轄警察署に届け出なければならない」と定められています（医師法第21条）。医師は，検案をおこない，死体に異状を見つけたら，この法律に従って所轄の警察署へ届け出を行います。

届け出が必要なのは異状死だけ

　届け出が必要なのは「異状死」と判断したときだけです。病気のため，医師の診療をうけている患者が，あきらかにその病気が原因で亡くなったときは，届け出の必要はありません。
　警察へ届け出された「異状死体」については，警察による「検視」や，身元・死因などの調査が行われ，犯罪性がないかどうかが判断されます。

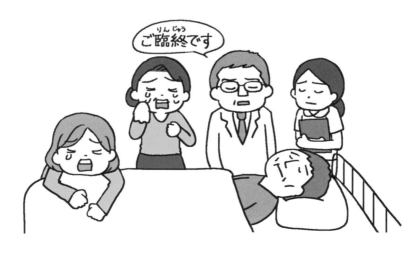

届け出が必要な理由は？

　異状死の届け出を行う一番の理由は，犯罪の見逃しを防止するためです。一見，犯罪性がなさそうな死体でも，くわしく調べてみたら犯罪被害者だったという場合があります。医師から幅広く届け出をしてもらうことによって，そういった犯罪の見逃しを防ごうとしているのです。

　また，届け出は病気の予防や治療をはじめとする公衆衛生の向上・増進にも役立ちます。日本では令和2年に「死因究明等推進基本法」が施行され，この法律の理念のひとつとして，公衆衛生の向上および増進がかかげられています。

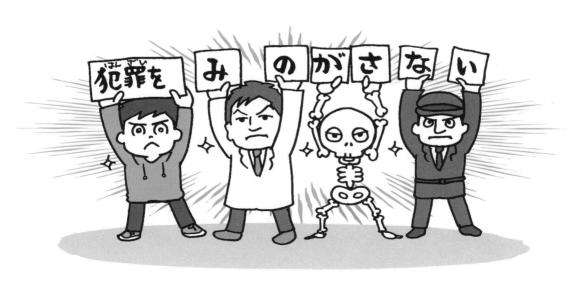

5 法医学の歴史（世界編）

法医学はいつからあるのですか？

ぼくが生きていた時代（江戸時代）にもあったのかな？

法医学はすごく昔からあります。
まずは世界の法医学について紹介します。

西洋の法医学

　世界の歴史上，法医学の考えがとり入れられている法は，フランク王国のカール大帝（742～814年）が制定したものです。傷害や殺人，自殺などの場合，医学的な根拠や医師の意見を求めるように定められています。

　1286年にイタリアでペストが流行したときには，死体の心臓をみるために胸部を開いたという記録があり，これが病理解剖のはじまりだといわれています。

　そして1302年，イタリア北部で男性が不審な死をとげたときは，ボローニャの医科大学の教授ら数名の医師が死体を解剖して，内臓を調べました。現在のところ，これが，法医学的な解剖の最初のケースだと考えられています。

　一方，1532年に，神聖ローマ帝国皇帝カール5世の時代に成立したカロリーナ刑事法典には，「刑事事件には剖検（解剖して調べること）を含めた医師の助言が必要である」と定められました。さらに，イタリアでは1600年代になると，パオロ・ザッキア（医師，法医学者）が「法医学的諸問題」を著しました。

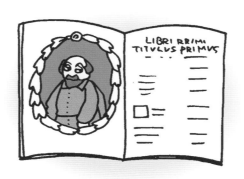

中国の法医学

・検視の手引書

　中国では，解剖ではなく，死体の外表検査で死因を判断する方法がとられ，1247年に世界初の「検視の手引書」である「洗冤録」が，南宋という国の役人だった宋慈によって刊行されました。そこには，「死刑判決を下す際にもっとも重要なのは，事件当初の証拠であり，この当初の証拠を得るためにもっとも肝要なのは死体の検験である」と書かれています。つまり，「冤罪の防止のためには，検視が重要であり，経験の蓄積が必要である」ということです。これは，現在でも変わらない原則です。その後，「平冤録」に改編され，1308年には，洗冤録と平冤録を合本にした「無冤録」が刊行されました。

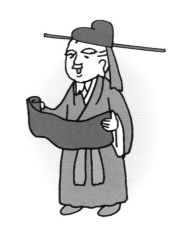

・「焼死体，焼けたのは死の前か後か」

　「洗冤録」には，生前に焼けた死体か，死後に焼けた死体かを鑑別する方法について，次のように記されています。

　生前に火で焼かれて死んだ場合は，その死体は，口鼻内にすすや灰があり，両手両脚が皆，こぶしを握り，縮まっています。（原注。その人がまだ死なない前に，火に逼られて走ったりあばれたりするので，口が開き，気脈が往来します）。ですから，すすや灰が吸い込まれて，口鼻内に入るのです。もし死後に焼けたのであれば，その死体は，手足がこぶしを握り，縮まっている点では，生前に焼けた死体と同様ですが，口内にすすや灰がありません。

　これは現在でも，焼死体を解剖する際に，重要なポイントです。私たち法医学者が焼死体を解剖するときには，気管〜気管支内面にすすや炭の粉が付着しているかどうかをかならず確認します。800年も昔に刊行された「洗冤録」にも，現在につうじる内容が記されているのは驚きですね。しかし，解剖せずに死体を外から見ただけで死因や犯罪性を判断するというのは現在の西洋医学的な法医学から見れば時代遅れな面があるのは否めません。

（参考　関西大学法学会編　2013; 63 (3): 902-833）

6 法医学の歴史（日本編）

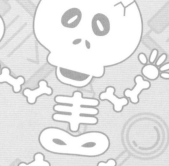

死体の確認はすごく昔からされていたのですね! 日本はどんな感じだったのかな～!

ところで,日本はいつから法医学があるの?

日本は中国医学と西洋医学の両方から影響を受けています。この項では日本の法医学の歴史をみてみましょう!

江戸時代中期の検視 (検使)

　1308年に中国で刊行された「無冤録」は，朝鮮に伝わり「新註無冤録」となり，室町時代に日本に伝わったといわれています。

　江戸時代中期には，事件や事故のときに捜査を行う「検使」という役人がいました。検使は，捜査自体を指す言葉にもなっていたようです。死亡だけでなく，暴行傷害，出火などの場合でも，発見者は「検使願」を提出することが義務になっていました。

　検使の際は，死体や負傷箇所の調査とともに，関係者の事情聴取も行われました。検使は，現代でいう捜査報告書を作成し，場合によっては医師の意見を聞いて上司に報告していました。現在の警察にいる検視官のような形だったのですね。

江戸時代後期

・日本初の法医学書

　1736年には河合甚兵衛尚久によって前述の「新註無冤録」が翻訳され，「無冤録述」として著しました。これは日本初の法医学書です。その後，江戸時代の後期以降になると，蘭学 (オランダやオランダ語を通じて日本に伝わったヨーロッパの学問・文化・技術)の影響により，医学が発展しました。1754年に医学者の山脇東洋が，日本で初めての解剖を行い，人体の内蔵を記した「蔵志」を著

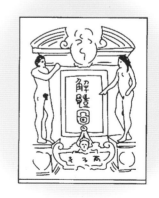

しました。その後，1771年に杉田玄白，前野良沢らは江戸で刑場解剖を見学し，「ターヘル・アナトミア」（オランダ語の解剖書）を和訳して，1774年に「解体新書」として著しました。しかし，こうした解剖が，殺人や傷害といった犯罪の解明に役立つことはありませんでした。

・西洋医学教育の原点

　幕末になると，のちに日本近代医学の父といわれる軍医，ヨハネス・ポンペ・ファン・メーデルフォールトが来日します。1857年11月12日，長崎県の長崎奉行所西役所医学伝習所で行った初講義は，日本の西洋医学教育の原点であると考えられていて，この日は「近代医学教育発祥の日」とされています。

　ポンペは医学全般の教育を一人で行いました。また，人体解剖実習の講義や，1862年には裁判医学の講義を行いました。これは，裁判医学の本格的な始まりであると考えられています。さらに，ポンペは，予防接種の普及や感染症の治療などにも尽力しました。

　ポンペは，日本での5年間をつづった。「日本滞在見聞記」という著書も残しています。

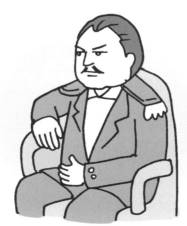

ヨハネス・ポンペ・ファン・メーデルフォールト

近代の日本

・裁判医学校の設立

　明治時代になると，警察と司法省（現在の法務省にあたる）が，法医学の必要性を訴え始めました。1874年には，警視庁がおかれ，各方面に警視病院を設立しました。ここには検視医員をおき，死傷の際はかならず検視医員を立ち会わせました。そして,医学的証明を要する場合は，検視医員に依頼することになりました。

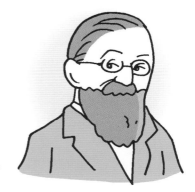

ウィルヘルム・デーニッツ

　1875年, 警視庁は裁判医学の発展のために裁判医学校（同年に警視医学校に名前を変えた）を設立しました。そして，東京医学校（現在の東京大学医学部）の教師であった，ドイツ人医学者のウィルヘルム・デーニッツを指導者として招きました。警視医学校では，刑務所での死亡者などの死体を解剖して学び，事件や事故の場合は，デーニッツが生徒といっしょに死体を解剖しました。

・法律も整備されました

　一方, 法律の整備も行われました。1877年には, 太政官布告（明治時代初期の法令の形式）として「変死者検死の際解剖方」が出されました。これには，「検視をしても死因がわからないときは，医師の申し立てにより，検事の許可を得て，解剖することができる」と書かれています。その後，文部省（現在の文部科学省）が管轄する大学に医学部ができ，警視医学校は廃止されました。

　残念ながら，各警視病院に配置された検死医が，検事の許可を得て解剖を行った形跡はありません。警視病院も1881年に廃止され，検視の際の検案は開業医が行うことになりました。しかし，開業医は裁判医学の知識が少なく，実際の現場と裁判医学の連携は，先のばしになってしまいました。

日本で初めて法医学を確立した片山国嘉

　日本で初めて法医学を確立した人物は片山国嘉（1855～1931年）です。片山国嘉は医学部を卒業後，東京大学医学部の生理学教室の助手，助教授になり，1884年からドイツ，オーストリア，ハンガリーに留学しました。そこでは，病理学，精神医学，法医学などを学びました。そして，日本に帰国した1888年に，東京大学医学部の教授になり，裁判医学の講義を始めたのです。その後，1891年に裁判医学を「法医学」に改称し，現在でもこの名称が使われています。

　片山国嘉は，1908年の「最新法医学講義」のなかで，法医学を以下のように説明しました。

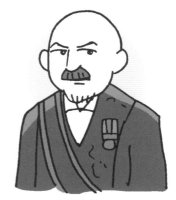

片山国嘉

　「医学および自然科学を基礎として法律上の問題を研究し，またこれを鑑定する学」。

　また，検死制度を改良し，市区郡医制度の実施を提唱しました。その後，全国の各大学に法医学教室が設置されて，司法解剖を行うようになりました。

現代の法医学

　第二次世界大戦後，異状死体にかんする情報は，警察が管理することが法律のなかに記されました。

　また，1945年11月18日の朝日新聞は，「始まっている死の行進」という見出しで，全国主要都市の飢餓状況を報道しました。とくに，上野駅周辺の地下道では，多くの人々が飢えと寒さから虚脱状態となり，非衛生的な環境が重なって，餓死者が続出していると書かれています。これが，連合軍総司令部 (GHQ)の目にとまり，このような人々の死を死因究明もせず，警察や区役所の手で栄養失調・飢餓死などとして片付けているのは，政策上問題があると判断されました。そして，1945年にGHQによって監察医制度の指令がだされ，1947年には全国の7都市 (東京，横浜，名古屋，京都，大阪，神戸，福岡)に監察医制度が置かれました。さらに同じ年には，「死因不明死体の死因調査に関する件」が公布され，監察医による検案・解剖の制度が定められました。しかし，京都，福岡，横浜では監察医制度は廃止され，名古屋では事実上廃止されており，現在，機能しているのは東京23区，大阪市，神戸市だけとなっています。

　現在，監察医制度がない地域では，承諾解剖が実施されています。これは，死因が不明で，犯罪性が疑われない死体を，おもに大学の法医学教室で行う解剖です。しかし，これは，全国的にあまり行われていない状況です (くわしくは本章の3)。

　また，2013年から「調査法解剖」という新しい制度が始まりました。これは，死因が不明で，犯罪性がない死体であっても，遺族の承諾をとらずに行うことができる解剖です。「犯罪性が疑われないものについても解剖しましょう」という目的で作られています。しかし，調査法解剖の実施数は地域によってばらつきがあります。

都道府県によって，死体の解剖の制度がこんなに違うなんておどろきです！

ほんとうは事件や事故なのに，うやむやになってしまうことがあったら嫌だなぁ。

発見された場所がどこであっても，しっかりと解剖を行って，死因を特定できるように制度を整えないといけないね。

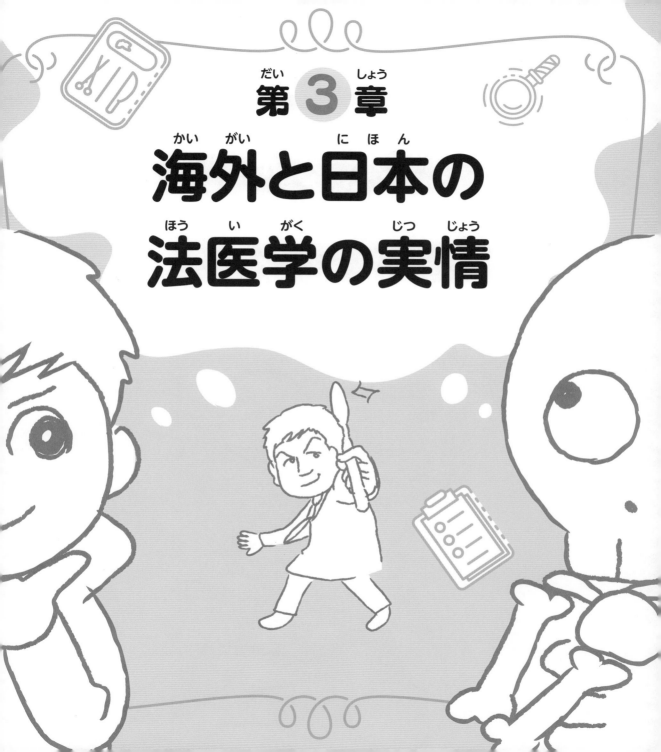

第3章
海外と日本の法医学の実情

1 ほかの国では どうなっているの？

第2章で世界と日本の法医学の歴史についてくわしく理解することができました。

ところで現在はどんな感じなの？

第3章ではおもに欧米での死因究明制度の現状と，日本での死因究明制度の問題点について解説します。

欧米の死因究明制度

　ヨーロッパやアメリカの死因究明制度は，大きく2つにわけることができます。1つは，警察や検察などの捜査機関が主体となって死因究明を行う制度で，ヨーロッパで行われています。もう1つは，警察や検察とは別の捜査機関ではない組織が死因究明を行う制度で，イギリス，アメリカなどで行われています。

　なお，欧州連合 (EU) では，加盟国によってもともと行われていた死因究明制度がちがっていたので，混乱を避けるために，1999年に法医解剖の対象が次のように定められ，統一されました*。①殺人，または殺人の可能性がある死，②突然の予期しない死 (乳幼児突然死を含む)，③拷問の可能性，またはその他の不適切な扱いなど人権侵害による死，④自殺，または自殺の可能性がある死，⑤医療過誤の可能性がある死，⑥交通事故や労働中，家庭内などでの事故による死，⑦職業病，または職業上の危険環境による死，⑧科学技術，または自然環境の災害による死，⑨拘束中の死，または警察や軍の活動に関わる死，⑩身元不明，または白骨死体

＊ 公衆衛生. 2015; 79: 311-315より.

では，おもな国の制度を簡単に紹介するよ!

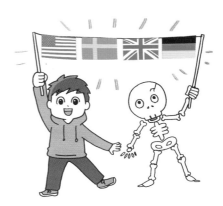

コロナー制度（イギリス）

　イギリスの死因究明制度はコロナー制度とよばれています。コロナーとは，わかりやすく表現すると"裁判官"です。日本と同じように，イギリスにも刑事裁判と民事裁判の2つがありますが，イギリスにはさらに第3の裁判として，"死因究明裁判"があります。この裁判を行う裁判官が，コロナーです。異状死体がみつかった場合は，見つけた人がコロナー事務所に届け出をします。そしてコロナーは，死因究明のために捜査をしたり，法医学者に解剖を依頼したりして死因を決定します。

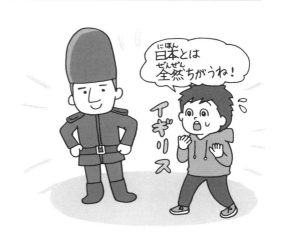

日本とは全然ちがうね!

イギリス

　現在，この制度はイギリスのほかに，アメリカ，カナダ，オーストラリア，ニュージーランドで採用されています。

メディカル・イグザミナー制度（アメリカ）

　アメリカはもともとイギリスのコロナー制度のみが実施されていましたが、20世紀になってメディカル・イグザミナー（ME）制度が登場し、現在はME制度を採用する州が増えています。ME制度の目的は、死因の種類（犯罪死、事故死、病死など）を正確に決定することです。ME制度では、コロナーの役割（権限）を法医病理医（解剖などの各種検査を実施して死因を判定する医師）が担っています。MEは警察や検察とは独立した機関で、専門の調査官、薬物や毒物の専門家が所属しています。異状死体の届け出があると、MEが現場に行って、法医学的調査の必要性を判断します。おどろくことに、MEの判断が出るまでは、警察でも死体にさわることはできません。

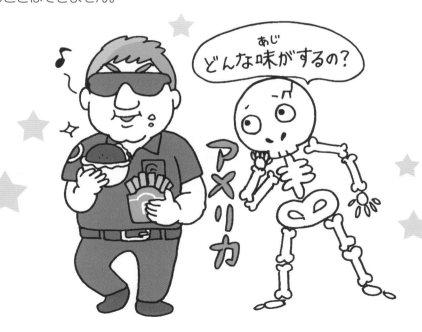

ドイツ

　ドイツの死因究明制度は，日本の司法解剖のもとになっています。目的は「犯罪捜査」です。医師は，"あきらかな自然死"以外は，警察に届け出をだす義務があります。そして，解剖が必要な場合は，法医学者によって解剖が行われます。ドイツは法医学の教育や研究がとても充実しているといわれています。

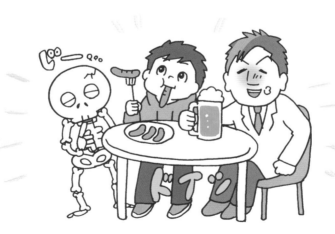

スウェーデン・フィンランド

　スウェーデンは，ドイツと同じく，「犯罪捜査」を目的とした制度ですが，法医学庁という専門の行政機関が存在しています。また，届け出された死体の解剖率は，ほかの欧米の国とくらべても高いことが特徴です。

　フィンランドではスウェーデンをモデルにして死因究明制度が整備されました。フィンランドには「死因の究明に関する法律」があり，この制度の責任の所在は警察となっています。つまり，警察が中心となり，死因究明が行われていています。フィンランドの解剖率も諸外国とくらべて高くなっています。

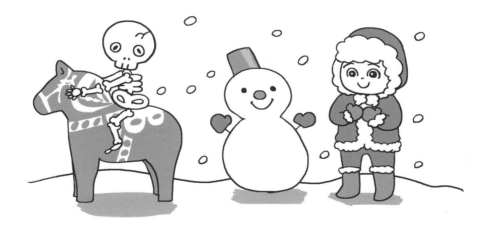

図1は欧米と日本の解剖数を比較したものだよ。

アメリカは解剖数が多いね!

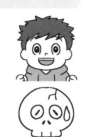

日本は解剖数が少いよ。

前のページで説明したように, スウェーデンやフィンランドの解剖率はアメリカよりも高いんだ。また, 説明では出てきませんでしたが, オーストラリアやニュージーランドの解剖率も高いよ。2019 ～ 2020年にオーストラリアで森林火災がおこった際は, 被災者の死体がすべて解剖されたよ。

がんばれ! ニッポン!

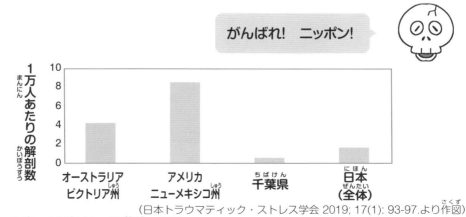

（日本トラウマティック・ストレス学会 2019; 17(1): 93-97.より作図）

図1　日本と海外の異状死体の解剖数の比較

74

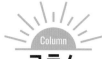

コラム

戦争や紛争が起こったときの
死体の検証は？

　戦争や紛争が起こった場合，民間人に対しての虐殺や拷問が行われていないか，各国から法医学チームが派遣されて検証を行います。2022年のロシアによるウクライナ侵攻でも，国際刑事裁判所 (ICC)はロシアの戦争犯罪を捜査するため，捜査員，法医学専門家，支援要員から成るチームをウクライナに派遣しました*。このように，戦争犯罪の証拠保全の際も，法医学者は活躍しています。そして，法医学者達による証拠保全により，戦争犯罪の責任の所在を明らかにしているのです。

* 「ウクライナに過去最大の捜査チーム派遣」 ICC，戦争犯罪で. 産経新聞. 2022/5/18.
（https://www.sankei.com/article/202205185IIU7AWUMNPDDGDZWZW5BT2HS4/）

日本の死因究明制度の問題点はどこに？

海外ではおもに2種類の死因究明制度があるけど，くわしくみると各国で独自に発展しているんだね。

ところで，日本の死因究明制度はどうなっているの？

日本は，監察医制度はアメリカのメディカル・エグザミナー制度，医学部の法医学教室で行われる司法解剖はドイツの死因究明制度の影響をうけているよ。そのような背景があるため，日本の死因究明制度は責任主体（どこに責任があるのか）があいまいになっているんだ。実はそれ以外にも，日本の死因究明制度は問題点がたくさんあるんだよ。

え〜〜〜!!!!!

法医解剖が行われていない異状死体も多い

・日本での異状死体の解剖率はとにかく低い！

　異状死体がみつかった場合，警察による検視・検案や，状況調査などから解剖を行うかどうかの判断を決定します。しかし，この章の「1. ほかの国ではどうなっているの？」の図1のとおり，日本では，法医解剖（司法解剖と行政解剖）が行われるのは異状死体のごく一部です。

つまり，多くの異状死体は，解剖されることなく，死因が決定されています。

> えぇ！　そんなに少ないの？
> なんだか心配になっちゃう。

　ところが，異状死体は，見た目はきれいな状態でも，じつは内臓に損傷があったり，毒物によって死亡したという可能性も考えられます。このような一見きれいな異状死体の死因を特定するためには，解剖や薬物検査，そのほかのさまざまな検査が必要なのです。海外では，死因がわからない死体をすべて解剖している国もあります。

事件や事故の見逃がし防止や，感染症や中毒死の解明のために，できるかぎりすべての異状死体を解剖することが必要だと，私たち法医学者は考えています。

自治体によって制度がちがう

　おどろくことに，異状死体の解剖率には自治体によって差があります（図2）。第2章の「6. 法医学の歴史（日本編）」で解説したとおり，監察医制度があるのは，東京23区，大阪市，神戸市のみです。それ以外の自治体では，監察医制度がなく行政解剖が行われないため，異状死体の解剖率が低い傾向にあるのです。これはどういうことでしょうか。

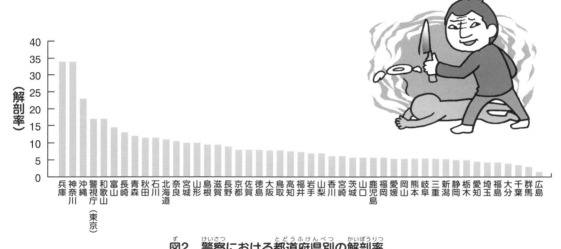

図2　警察における都道府県別の解剖率
(死因究明等推進本部事務局. 死因究明等の推進に関する参考資料. 令和2年.)

　じつは，死体解剖保存法第8条では，監察医制度実施地域では，警察が非犯罪死と判断した死因不明な死体を監察医が解剖できると書かれています。しかし，裏を返せば，監察医制度のない地域では，犯罪性のない死体のうち，死因がわからないものは，解剖できないし，解剖しなくてもよいと解釈することができます。実際に，監察医制度のない多くの自治体では，異状死体でも解剖されないことが多いため，事件や事故，感染症，中毒など，ほんとうの死因

が見落とされている可能性があります。その状況を克服するために，調査法解剖が始まりました。

監察医制度の問題点

　監察医制度にも問題はあります。第２章で解説したとおり，異状死体がみつかった場合は，まずは検視・検案を行います。その後，警察が解剖の必要性を判断します。犯罪性がない場合，監察医制度がある自治体（東京23区，大阪市，神戸市）では，監察医が解剖をおこないます。同時に警察は異状死体の周辺の状況捜査を行います。そして，状況捜査や解剖の結果を総合的に判断して，監察医が死因を決定しています。

　つまり，アメリカのメディカル・イグザミナーとはちがい，日本の監察医には捜査する権限がありません。そのような背景から，監察医は警察から提供される状況証拠や捜査結果，捜査員の推測などの影響を受けやすい状況にあります。その結果，事件や事故を見落とす危険性があります。

　また，監察医制度のある地域は，司法解剖と調査法解剖は大学，行政解剖は監察医務院で行っているため，それぞれの情報が共有されていないという問題もあります。

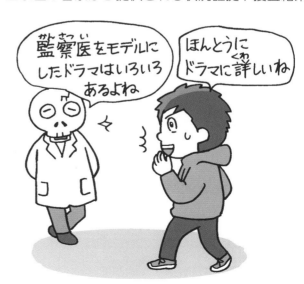

監察医をモデルにしたドラマはいろいろあるよね

ほんとうにドラマに詳しいね

全体的に予算が不足している

・人手不足

　監察医制度のない自治体では，医学部がある大学の法医学教室が法医解剖を行っています。地方に目を向けてみると，法医学教室が1つしかない県がいくつもあります。そのような地域では，異状死体が一ヵ所の大学に集められて解剖されることになり，これでは，あきらかに人手不足です。また，大都市では大学が複数あり，医師や歯科医師の数も多く，その他のスタッフも多くいますが，大都市では異状死体の数も多く，解剖数も多いので，結局のところスタッフの数は十分とはいえません。

　そのような状態でも，大学の教員数は決められていて，そう簡単に増やすことはできません。実際，法医学を目指す若い学生は少ないわけではないのに，大学にそのような学生を卒業後に雇うための仕組みがないのです。

> 法医学者になりたい人がたくさんいるのに，
> 就職先がないなんて……。

・設備不足

　設備も自治体によって大きな格差があります。第4章で解説しますが，解剖の現場では，コンピュータ断層撮影 (CT) や磁気共鳴画像 (MRI) など，画像診断機器が死因究明のために大きな役割を果たしています。しかし，そのような高価な医療機器を導入している法医学教室は，医学部のある大学82校のうち33校しかありません＊。

＊ 死因究明等の推進に関する参考資料. 令和3年6月1日. 厚生労働省. 死因究明等推進計画. https://www.mhlw.go.jp/stf/seisakunitsuite/bunya/kenkou_iryou/iryou/shiinkyuumei_keikaku.html

・早急に制度を整えないといけません

　このように，自治体によって，法医学教室の数があきらかに少ないところがあり，大都市であってもスタッフの数が十分ではありません。さらに大学によって設備にも大きな差があります。これでは，ある自治体では，事件や事故として見つけられるケースであっても，ある自治体では見逃してしまう危険性があるのです。この自治体による差をなくすためには，早急に，制度を整える必要があります。

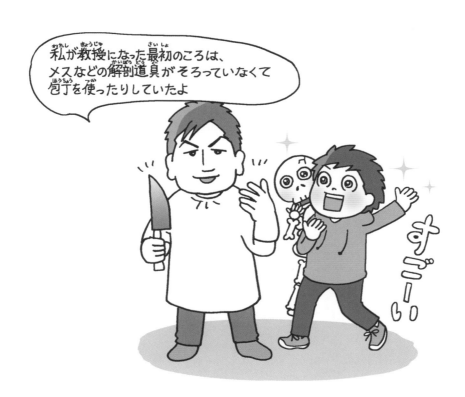

私たちは大学の教員なので，講義，大学の実務，学生の指導，そして，それぞれの研究があります。さらに，各自治体での異状死体の死因究明のために，解剖の業務をしています。ある法医学教室の教授は，解剖件数が多すぎて解剖の報告書の作成がままならない状況に陥っています。

解剖は何時間もかかるからね。

それじゃあ先生も全然休みがとれないね。

すべての自治体で死因究明制度が整備されるといいですね。

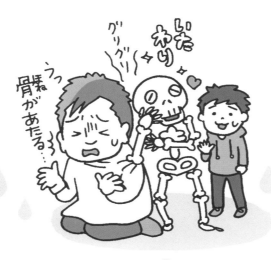

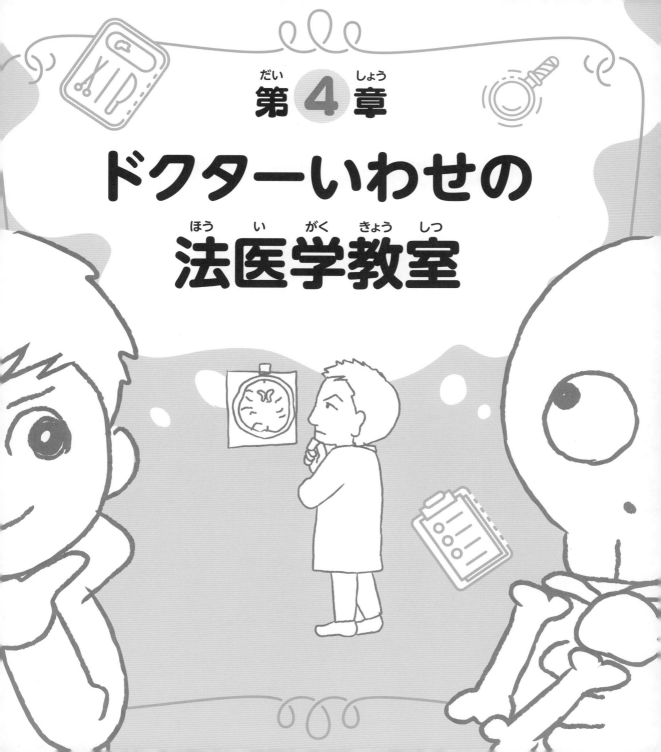

第4章

ドクターいわせの
法医学教室

ドクターいわせ の仕事場は どんな感じ？

先生の法医学教室ではどのくらい解剖していますか？

週に9体くらいだよ。

えっ！　そんなに!?　たくさん届くんですね。

第3章で解説したとおり，日本はどの都道府県でも法医学教室が人手不足におちいっているよ。それでも，私の教室はスタッフが多いほうなんだよ。この章では，私たちの法医学教室を紹介するね。

法医学教室のスタッフ

　私が所属する千葉大学の法医学教室には，医師，歯科医師，薬剤師，研究員，技術職員，秘書など，さまざまなスタッフが所属しています。法医学教室のスタッフは死体の解剖ばかりしているイメージがあるかもしれませんが，大学に所属しているので，大学の業務や授業，大学院生への指導など，とても忙しい毎日をすごしています。ここでは，それぞれのスタッフが，どんなお仕事をしているのかを簡単に紹介します。

・医師

　法医学教室で死体を解剖するのは多くの場合が医師です。解剖する医師は，「死体解剖資格」を取得しています。第2章でも解説しましたが，医師は通常の生きている人を診察すること

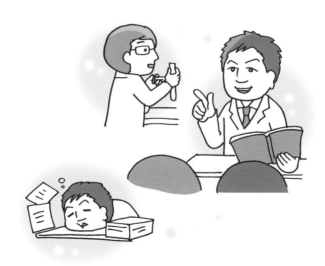

もあります。もちろん，それぞれ自分の研究テーマをもっていて，日々，研究をすすめています。

・解剖の補助（おもに臨床検査技師）
　解剖するときに補助をします。

・歯科医師
　歯は人体のなかでもっとも硬い部分であり，一人一人違います。しかも，多くの場合，虫歯やインプラントなどの歯に関するデータは近所の歯科医院に残されています。そのため，身元不明の死体の個人識別を行うために，たいへん役立ちます。法医学の世界には，"法歯科学"という分野もあります。法医学教室では，歯科医師はおもに死体の個人識別の業務のほか，歯科についての個々のテーマを研究しています。

・薬剤師
　薬物検査や，薬剤についての個々の研究テーマを行っています。

・書記
　解剖の際に，解剖の内容を記録します。医師である必要はありません。

・秘書
　法医学教室の事務的な作業を行っています。秘書がいないと何もまわらなくなってしまいます。

解剖室はどんな感じ？

それでは解剖室をイラストで紹介するよ！

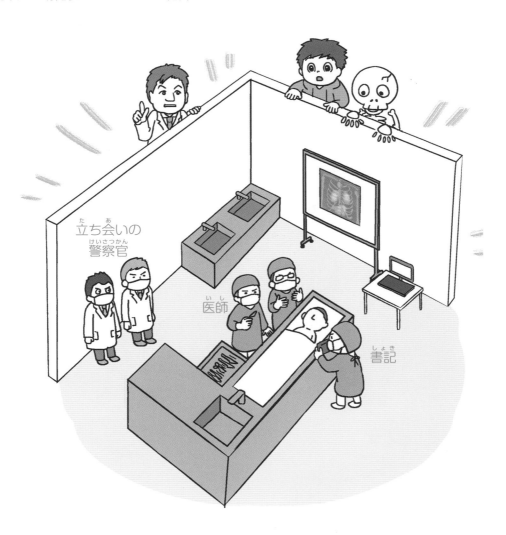

立ち会いの警察官

医師

書記

解剖器具は何を使っているの？

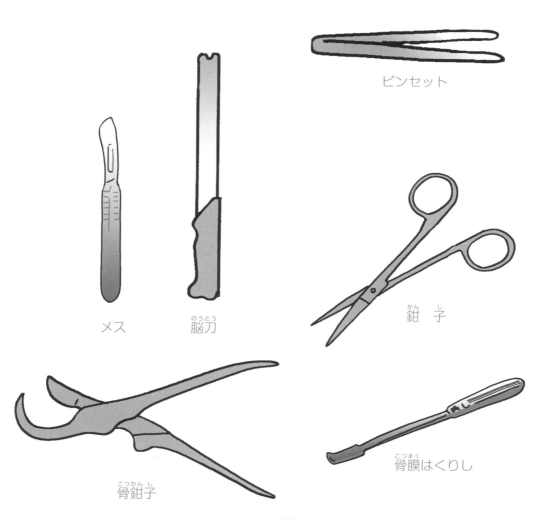

ピンセット

メス

脳刀

鉗子

骨鉗子

骨膜はくりし

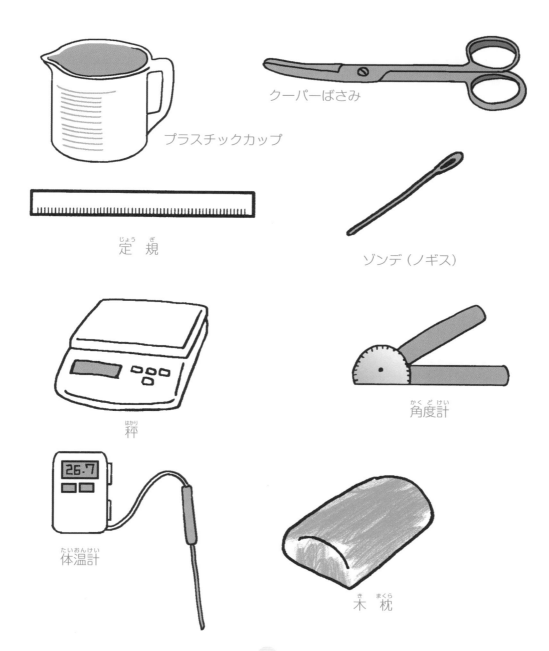

クーパーばさみ

プラスチックカップ

定規

ゾンデ（ノギス）

秤

角度計

26.7
体温計

木枕

2 CTって何？

まなぶくん，CTって知ってる？

聞いたことあります！　けどよく知りません。

患者さんの検査をするときに病院で使う機械だよ。

えっ　その機械を法医学でも使うの？

もちろん。患者さんだけではなくて，死体に対しても使われているよ。法医学では，CT検査と解剖を組み合わせることで，より適切な判断ができるんだ。

CTの仕組み

　コンピュータ断層撮影(CT)とは，放射線(X線)が人間の身体を透過できる性質を利用して，身体の内部を撮影する画像検査です。「断層」とは断面の像，つまり，患者の身体を輪切りにした状態の画像を撮影することができます。

　CT検査では，まず患者がベッドに横になります。そして，ベッドの回りをドーナツ型の機械が高速で回転しながら，さまざまな方向から患者の身体の輪切りの画像を何枚も撮影します。さらに，1枚1枚の画像を重ね合わせると，患者さんのからだを立体的にとらえることもできます。

えっ！　輪切り!?

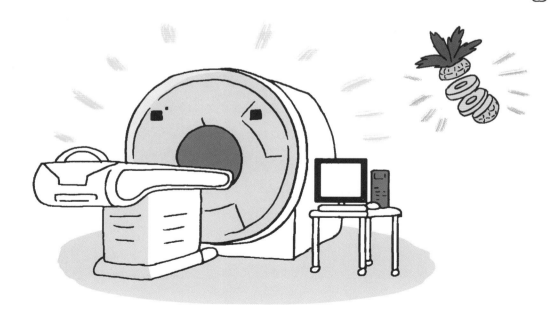

CTで何がわかる？

　ドーナツ型の部分の内部には，X線を出す「管球」というものがあり，その反対側にX線を受け止める「検出器」があります。管球を出たX線は，患者さんの身体を通過して，検出器に到達します。X線は，水分の少ない骨や歯などは通過しにくく，水分の多い血管や臓器などは通過しやすいという性質をもっています。そのため，検出器に到達するX線の量は身体の部分によって異なります。

　そして，測定したX線量をコンピュータで処理すると，骨などは白っぽく，臓器や血管は灰色〜黒っぽい画像として描かれます。身体のなかに病気があると，その部分は正常な部分とは違う色になります。たとえば，がんの病変や出血は，正常な部分よりも白っぽい画像となります。

　昔からあるレントゲン検査もX線を使った方法です。しかし，1つの方向（たとえば，からだの正面）からの平面の画像を，1度に1枚ずつしか撮影できませんでした。いろいろな方向から複数の画像を撮影しようとすると時間がかかり，患者さんの放射線被ばく量も増えてしまいます。また，以前は画像の質も今ほどよくなかったので，撮影されなかった小さな病変を見逃してしまう可能性がありました。

　しかし，CTの登場により，短時間で何枚もの高精度の画像を撮影できるようになり，小さな病変も見つけられるようになりました。

CTはどこで使われているの？

　CTはおもに病院や研究施設で使用されています。エジプトのミイラをCTでスキャンした映像を, テレビで見たことはありませんか？　CTは検査したいものを破壊することなく中身を調べることができるので, 考古学の研究などにも役立てられています。

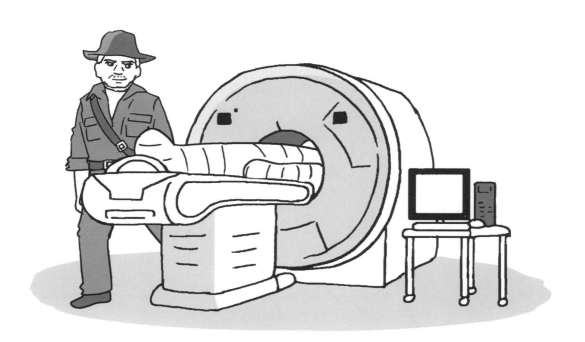

法医学でもCTは大活躍しています

　法医学には「法医画像診断学」という分野があります。死体の死因を判定するために，CTやMRI*などの画像検査を利用します。しかし，画像検査だけで死因を究明することは困難です。画像検査の結果を解剖の結果と合わせることで，より確かな判定ができます。

　また，法医学では，生きている被害者の傷を評価するためにCTを使用することもあります。生きている人には解剖を行えないため，画像検査の結果が唯一の証拠となることがあります。児童虐待や高齢者虐待では，被害者の傷を画像検査により評価し，どのような虐待が行われたのかを科学的に判定します。

　*強力な磁場が発生しているトンネル状の装置のなかで，電磁波を身体にあてて，身体の内部の断面をさまざまな方向から画像にする方法。

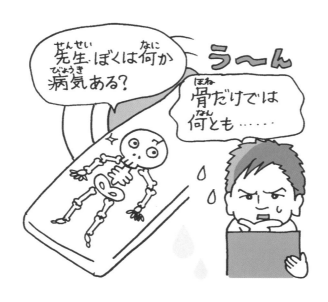

③ DNA鑑定って何？

いわせ先生!　よくドラマや映画で見る，DNA鑑定についても教えてほしいな〜!

ボーンくん，どこでドラマや映画を見てるの……。でも，DNAってなんだか難しくてよくわからないな〜。

DNA鑑定は警察，科学捜査研究所，大学の法医学教室のどこで行われる場合でも，歯科医師が担当することが多いんだ。

ぼくみたいに骨だけになってもDNAは残っているのかな……?

法歯科医学者のみのがさです!　この項では，DNA鑑定について私が解説します! DNA鑑定はここ30年で飛躍的に進歩した分野です。まずはDNAについて勉強しましょう。

DNA鑑定とは

・DNAは生命の設計図

　私たちの身体は，37 ～ 60兆個の細胞からできています（これには諸説あります）。そして，すべての細胞のなかには細胞核とよばれる器官があり，そのなかには染色体が入っています。この染色体を構成するのが，デオキシリボ核酸（DNA）です。細胞のなかでは，DNAの情報をもとに，リボ核酸（RNA）を作り，蛋白質を合成し，細胞が作られて，私たちの身体が作られています。このように，DNAは私たちの身体の設計図なのです（図1）。

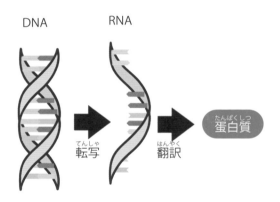

図1　DNAから蛋白質が合成されるまで

・DNA指紋法

　DNAを法医学の分野に応用できる可能性を示したのは，イギリスの人類遺伝学者アレック・ジェフリーズです。特殊な酵素（化学反応を起こす蛋白質）を用いて，DNAをバラバラにして，さまざまな断片の長さや量を比較すると，一人一人ちがうことを報告しました。これは一卵性双生児以外では，DNA全体が完全に同じになることはありません。DNA指紋法

とよばれるこの方法は，世界中に広がり，法医学の分野でもめざましい発展をとげましたが，今では使われていません。

・PCR法

　新型コロナウイルスが蔓延してから，「PCR」ということばをよく耳にしますね。PCRとは，ポリメラーゼ連鎖反応 (polymerase chain reaction)の略です。DNAの特定の部分を増やす手法のことです。この画期的な手法により，生命科学全般の研究が大きく発展しました。新型コロナウイルスの検査でも，感染が疑われる人の体内にウイルスがいるかどうかを調べるために，この方法が使われています。まず，感染が疑われる人から唾液や鼻水を採取します。そして，新型コロナウイルスは「RNAウイルス」という種類のウイルスなので，RNAをDNAに変換してから，PCRを行っています。

　PCR法は法医学も大きく進歩させました。少量の検査のための試料(サンプル)であっても特定の遺伝情報を得ることができるからです。また，古いサンプルであっても，解析できることがあり，未解決事件が解決されたケースもあります。

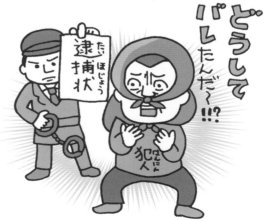

DNA鑑定が難しいくらいサンプルが少ない場合

・ミトコンドリアDNAとは

　白骨化した死体や，あきらかに古い死体の場合は，「ミトコンドリアDNA鑑定」を行う場合があります。

　ミトコンドリアとは，細胞内でエネルギーを合成するための器官です。動物細胞，植物細胞，カビやキノコの細胞のなかに含まれています。細菌（乳酸菌や納豆菌などの有用なものや，大腸菌などの病原菌など）はもっていません。ミトコンドリアの内部には，細胞核にあるDNAとは異なるDNAが存在します。これはミトコンドリアDNAとよばれています。

　ヒトのミトコンドリアDNAは，母親のミトコンドリアDNAが受けつがれます。この特徴を利用して，家系を追跡する研究や，人類の祖先を探る研究などが行われています。

　1つの細胞のなかにはミトコンドリアが数百個含まれ，1つのミトコンドリアにはミトコンドリアDNAが5〜6個含まれています。一方，細胞核のDNAは，1つの細胞に1つしかありません。つま

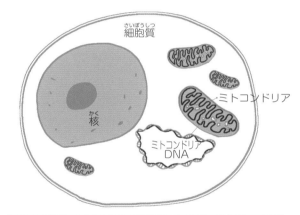

細胞質
核
ミトコンドリア
ミトコンドリア
DNA

核 DNA	ミトコンドリア DNA
両親から受け継ぐ	母親から受け継ぐ
1つの細胞に1つ	1つの細胞に数百〜数千個
個人が特定できる	母方の血縁関係がわかる

り，通常の細胞核DNAであれば数が少なすぎて分析ができない場合でも，ミトコンドリアDNAであればPCR法を使用して分析が可能となることがあるのです。

・ミトコンドリアDNAによる鑑定の問題点

　ミトコンドリアDNAによる鑑定は，感度（検出する力）が高いという利点があります。しかし，その利点が，普通のDNA鑑定よりも判定を難しくしてしまう側面をもっているのです。

　というのは，実際に鑑定したいミトコンドリアDNAとは別のミトコンドリアDNAを検出してしまうことがあるからです。たとえば，サンプルを扱った人の唾液が少量飛んだだけで，その唾液に含まれる細胞のミトコンドリアDNAを検出してしまうことがあります。そのため，ミトコンドリアDNAの鑑定を行うサンプルはとても慎重に扱わなければなりません。

ボーンくんのように骨だけになっても，ミトコンドリアDNAを抽出してDNA鑑定ができる場合があるのよ。何十年も前の骨のサンプルのミトコンドリアDNA鑑定を行うこともあります。そして，今回勉強したとおり，ボーンくんのお母さんの家系をたどることもできるわよ。

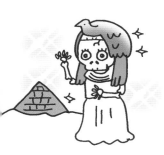

ボクの先祖はクレオパトラだったりして!!!

う～ん，ちがうんじゃない?

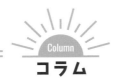

コラム

DNA 鑑定と冤罪事件

　この数十年間のDNA鑑定の飛躍的な進歩と普及はさまざまな冤罪事件をあぶり出す結果となりました。たとえば，殺人事件の犯人として逮捕され，無期懲役の判決をうけて刑務所に入っていた男の人が，最新のDNA鑑定の結果，無罪であることがわかったケースがあります。この男の人は刑務所から出ることができましたが，刑務所ですごした何年もの時間をとり返すことはできません。また，過去には，無実の罪で死刑が執行されてしまった例があった可能性も否定できないのです。つまり，犯罪被害者だけではなく，無実の人間の命までも奪われるという二重の悲劇が起きていたかもしれません。このような冤罪事件を起こさないためにも，捜査機関は，事件の捜査を慎重に行い，私たち法医学者はすべての異状死体の死因をしっかりと究明しなければなりません。

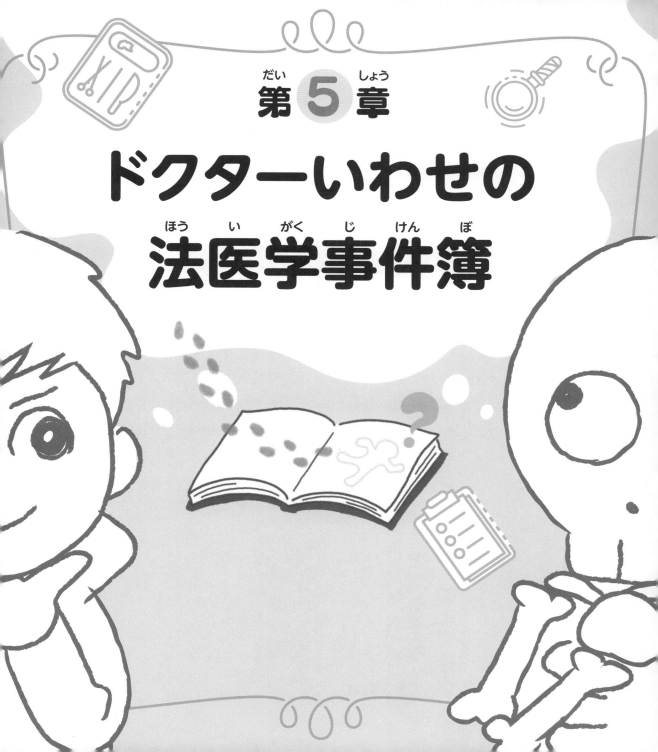

第5章

だい しょう

ドクターいわせの
法医学事件簿

ほう い がく じ けん ぼ

路上に倒れている外傷がない死体を発見

～解剖はとても重要です①～

　中年の男性Aさんが路上で意識のない状態で発見され，救急搬送された病院で死亡が確認されました。Aさんの身体にアザや傷はないようです。そこで，病院でCT検査をおこなったところ，Aさんのおなかにかなり大きな肝臓がんが見つかり，おなかのなかで出血していたこともわかりました。そのため，Aさんの死因は肝臓がんの自然破裂と診断され，死体は自宅へ戻りました。しかし，お葬式が始まるころ，「Aさんがおなかを蹴られていた」という目撃情報が警察に入ってきました。犯罪の可能性があると判断した警察は，司法解剖を行うため，死体をドクターいわせの法医学教室に運びました。

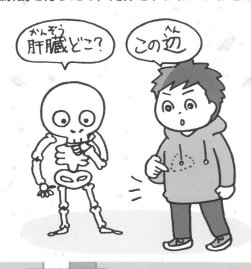

肝臓がんの自然破裂と診断されているのに，なぜ解剖するのですか？

出血の本当の原因を確かめるためです。肝臓がんの破裂ではなく，ほかの原因で出血していたのかもしれません。そして，その原因が「おなかを蹴られていた」という情報と結びつくかもしれないのです。

まず，なにから始めるのですか？

 解説

▶ 1-1 まずはCT検査

　ドクターいわせの法医学教室では，死体が運ばれてきたら，まずはCT検査（第4章）を行います。CT画像から，やはりAさんのおなかには大きな肝臓がんがあり，おなかのなかで出血していたことがわかりました。しかし，CTではおなかのどこから出血しているのかまではわかりません。

▶ 1-2 解剖は基本です

　次にドクターいわせは，胸とおなか，頭，首，背中の解剖を行いました。おなかの解剖の結果，出血は肝臓がんの破裂ではなく，脾臓の破裂によるものだったことがわか

りました。じつは，おなかは臓器を守る骨がないので，外からの力により臓器が損傷を受けやすいのです。解剖が行われなければ，Aさんは本当の死因がわからないまま，病死として埋葬されてしまうところでした。

▶ 1-3 被害者は暴行を受けていた！

　ドクターいわせからの報告を聞いた警察は，Aさんが何者かにおなかを蹴られたことにより死亡したと考え，徹底的に捜査を行いました。しかし，目撃者は見つからず，Aさんの周辺にも疑わしい人物はいませんでした。残念なことに犯人は見つかっておらず，未解決事件となっています。

まとめ

　CT検査は死因究明に役立ちますが，画像だけでは見つけられない情報がたくさんあります。たとえば，CTの画像は白黒なので，死体の「赤み」など，色に関する情報はえられません。また，体内の異常のすべてが画像検査で見つかるわけではありません。どんなに画像検査が進歩しても，画像診断で見つけられないものがある以上，死因を究明するためには解剖が必要不可欠です。もちろん解剖だけでも十分ではありません。法医学ではいろいろな検査を組み合わせて行うことが重要です。

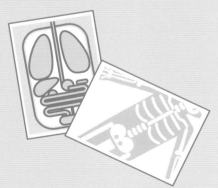

身体の表面がきれいでも，おなかのなかの臓器が傷ついていることがあるのですね!

そっか。おなかの前の部分を守ってくれる骨はないもんね。

今回は犯罪の可能性があったので司法解剖が行われました。死体の外側がきれいだからといって，解剖を行わないで火葬してしまうと，ほんとうの死因を見逃してしまうことになります。第5章では，これまでに経験した，いろいろな法医学の事件簿を紹介するよ!

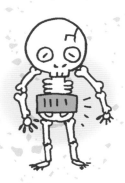

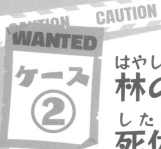

林のなかでまるい傷がある死体を発見

～解剖はとても重要です②～

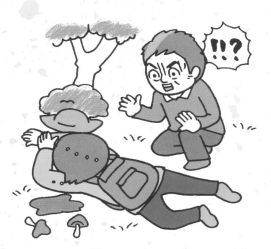

郊外にあるX市は，自然が多く残っています。山が近くにあるため，ときどき野生動物を見かけることがあります。最近では，野生動物が畑を荒らすので，少し問題になっています。

あるとき，Bさんが山のふもとの林道を散歩していると，草むらに人が倒れていました。周辺には血液らしきものも残っています。Bさんは急いで警察に通報しました。警察の捜査の結果，この女性は近所に住む80歳のCさんでした。持ち物から判断して，Cさんは林でキノコを採取していたようでした。

警察での検視の結果，頭部や上腕部に等間隔で並ぶ円形の傷跡がみつかりました。さらにくわしい死因を特定するために，ドクターいわせの法医学教室に運ばれました。

死体の状態や，傷あとをみると，畑を荒らす乱暴なイノシシが林にひそんでいて，牙が刺さったのかな？

林に殺人鬼がひそんでいて，アイスピックで刺したのかもしれないよ……。

簡単に判断してはいけませんよ。死体は，法医学教室でしっかりと解剖して死因を究明します。

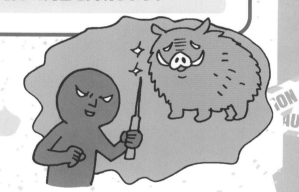

🔔 解説

▶ 2-1 傷だけでは死因を特定できない！

　ドクターいわせは，まずは死体の表面を調べました。たしかに頭部や上腕部にまるい傷あとがありますが，それだけでは，イノシシの牙が刺さったのか，または鋭利な凶器（アイスピックなど）で刺されたのかはわかりません。しかも，傷の深さもわからないので，この時点では死因を「不明」にするしかありませんでした。

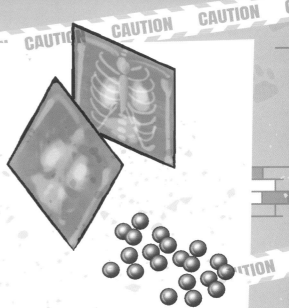

▶ 2-2 CT検査の画像に異常を発見！

　次にドクターいわせは，死体のCT検査を行いました。すると，CT画像では死体の頭や胸の一部が白く輝いたように写っていました。第4章で説明したように，CT検査で使われるX線は，水分が少ないものは通過しにくいので，その部分は画像で白っぽくなります。この画像で輝くように白い部分には，金属のようにX線がまったく通過しないものがあると考えられます。

▶ 2-3 最後はやはり解剖

　CT検査の結果，身体のなかに金属片が入っていることが推測されました。これまでのドクターいわせの経験から，この死体は，散弾銃で撃たれた可能性が浮上しました。そして，解剖を行うと，予想どおり身体のなかから散弾銃の弾がみつかりました。

▶ 2-4 誤射だった

　ドクターいわせからの報告を受けて，警察は周辺での聞き込み調査をさらに行いました。その結果，当日，サルの駆除のために散弾銃をもって見回りをしていた人物Dがいることが判明しました。警察がDから話を聞くと，「林のなかで，サルを撃ったと思ったが，人が倒れていたので，こわくなって逃げた」と語りました。

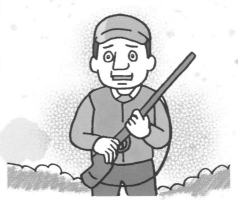

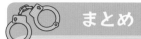

まとめ

　今回のように，原因が散弾銃であっても，イノシシの牙が刺さったあとのように見えたりすることがあります。原因がまったくちがっていても，似たような見た目になることはよくあるのです。死因をしっかり特定するためにも，解剖をして身体の内部をよく調べることが重要です。

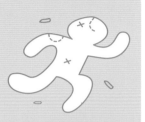

とても悲しい事故だったのですね。

いわせ先生がCT検査と解剖で身体のなかの金属を見つけなければ，死因が不明のままだったね……。

法医学では，さまざまな情報から，「根拠」をもって，死因を特定することが重要です。傷あとだけで，「イノシシの牙に刺された」などと判断してしまうと，今回のような事故を見逃がすことになります。また，ほんとうの死因を見逃がし，まちがった死因を採用してしまうことは，亡くなった人の尊厳を損なうことになってしまうのです。

ケース③

本当に交通事故？
～解剖はとても重要です③～

　病院に勤務する看護師のEさんは，仕事を終えると猛烈な眠気におそわれる日がありました。最初はただの疲労だと思っていましたが，ふつうではない異常な眠さです。ある日，仕事を終えて車を運転していると，またしても猛烈な眠気におそわれました。そして，ガードレールに衝突する事故をおこして，大怪我をしてしまいました。入院したEさんは，過去のことを思い返してみると，職場のお茶を飲むたびに眠気が強くなっていたことに気づきました。そして，上司と一緒に警察に相談に行きました。じつはこの病院では，半年前にも同僚のFさんが車の事故をおこして亡くなっていたのです。

　Eさんは警察にお茶を入れていた水筒を提出しました。そして，警察が水筒の中身を調べたところ，なんと睡眠導入薬が検出されました。

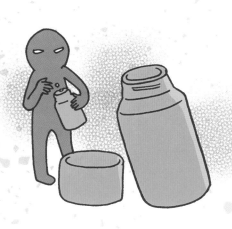
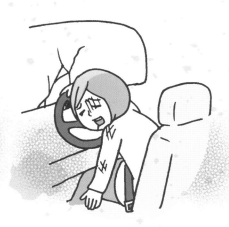

半年のあいだに2回も車の事故がおこるなんて，あきらかにおかしいですね。

なにやら事件のにおいがするよ。

法医学の出番です!

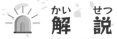

解説

▶ 3-1　微量な血液からの薬物検査

　Eさんの事故は，水筒に睡眠導入薬を入れられていたために起こった可能性がでてきました。そうなると，Fさんが交通事故をおこしたときも，知らないうちに睡眠導入薬を飲まされていた可能性があります。しかし，Fさんが交通事故で死亡した際，警察は事件性なしと判断したため，解剖することなく死体は火葬されてしまっていたのです。

　そこで，警察はFさんの遺族からFさんが死亡した当日に着ていた服を借りて，科学捜査研究所 (科捜研)に持ち込みました。服に付着した微量の血液で薬物検査を行うことにしたのです。Fさんの遺族が服を残していたことは，不幸中の幸いだったといえます。

▶ 3-2　Fさんの血液からも睡眠導入薬が検出された

　科捜研の研究員は，質量分析計という精密機器を使って薬物検査をしました。すると，

Ｆさんの血液から，Ｅさんの水筒から検出されたものと同じ睡眠導入薬が検出されました。Ｆさんの事故についても犯罪性があると判断した警察が捜査を開始したところ，職場の同僚のＧが，ＥさんやＦさんの飲み物に睡眠導入薬を混ぜていたことが判明しました。Ｆさんは睡眠導入薬入りのお茶を飲んで，車の運転中に意識がもうろうとなり，対向車にぶつかってしまったのです。

　Ｇは殺人と殺人未遂の容疑で逮捕されました。Ｇは職場の人間関係に不満を抱いていて，ＥさんやＦさんを逆うらみしていたようです。

まとめ

　今回の事件では，Ｆさんが交通事故をおこして死亡した時点で，単なる交通事故として処理するのではなく，しっかりと死体を解剖すべきでした。解剖時に死体から血液を採取して血液中の薬物濃度をきちんと調べていれば，事故の原因が薬物だったと証明できたかもしれません。そうすれば，その後のＥさんの事故は防げたかもしれないのです。

睡眠導入薬は睡眠障害で悩んでいる人にはとても大切な薬ですが，とても危険なお薬でもあるよ。たとえば，いつのまにか飲み物に混入されていて，意図せず飲んでしまったりすると，犯罪にまきこまれてしまう危険性が高まるからね。そのため，一部の睡眠導入薬は，そのような悪質なことに使われないように，青い色素が入っていたりするんだ。もし誰かが飲み物に混入させても，青い色素が目印になって，危険を回避することができるよ。

Fさんが亡くなったのは残念だったけど，犯人が逮捕されてよかったね。

それにしても，仕事仲間の飲み物に薬を入れるなんてけしからんね！　拙者の時代は……

事故死や病死で処理された事件がたくさん隠れている可能性があるということだね。次の事件をおこさせないためにも，法医学は重要なんだよ。

はい!!

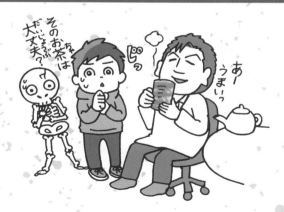

解決

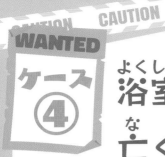

浴室で人が次々と亡くなる家

〜薬物検査の重要性①〜

　ある一軒家の浴室で高齢男性Hさんが意識のない状態で発見され，病院で死亡が確認されました。死体に外傷はなく，高齢であったことから，検案で「心不全」と判断されました。しかしその数日後，Hさんの葬式に参列するためHさんの家に泊まっていた親族Iさんが，浴室で死亡しているのが見つかりました。Iさんは持病もとくになく，前日まで元気に生活していたのです。

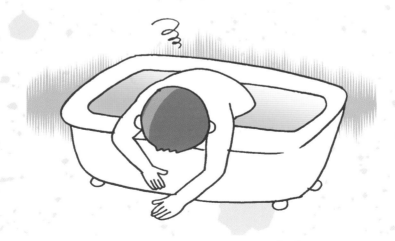

短期間のあいだに何人も人が亡くなるなんて怖いです。

"呪い"があるのかも知れないね。

怖がっている場合ではありません。家のなかで人が次々と亡くなる原因がかならずあるはずです。

解説

▶ 4-1 死体に異状はないけれど……

・赤みがあればCO中毒？

　現場でIさんの死体の検視が行われましたが，外傷は見つかりませんでした。Iさんも病気で亡くなったのでしょうか？　しかし，偶然にも同じ浴室で立て続けに2人の人が病気で亡くなる可能性は低そうです。不審に思った警察は，死因を調べるためHさんとIさんの死体の解剖をその地域の法医学教室へ依頼しました。

　じつは浴室で人が亡くなった場合は，一酸化炭素（CO）中毒が原因であるケースが多くあります。しかし，CO中毒の死体は少し赤みを帯びるといわれていますが，2人の死体に赤みはみられませんでした。そこで，法医学者は司法解剖の際に，血液を採取して血液検査を行いました。

・呼吸について

CO中毒の話をする前に，まずは"呼吸"について解説します。私たちはつねに口や鼻から空気を吸って息を吐いていますね。空気のなかには酸素 (O_2) が含まれていて，このO_2が私たちの身体で重要な役割を果たしています。口や鼻から吸い込まれたO_2は，気管をとおって肺に入ります。そして，肺の毛細血管から血液中に取り込まれます。このとき，入れ替わりに毛細血管のなかの二酸化炭素 (CO_2) が血管の外へ出てきます（これをガス交換といいます）。そして，息を吐きだすことでCO_2を含んだ空気が体の外に出ます。つまり，私たちは息を吸うことでO_2を体に取り込み，肺でCO_2と交換し，息を吐きだすことでCO_2を体の外に出しているのです。これを"呼吸"とよびます。

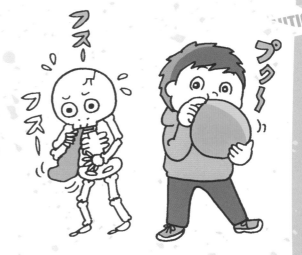

・ヘモグロビンが酸素を運ぶ

肺で毛細血管に取り込まれたO_2は，血液中のヘモグロビンという物質にくっつきます。ヘモグロビンは血液の流れにのって身体のすみずみまでO_2を運びます。そして，運んだ先で組織にたまった二酸化炭素 (CO_2) と交換し，CO_2を回収してふたたび肺に戻ります。

・COとは

ガスでお風呂のお湯をわかすと，燃料のガスに含まれる炭素 (C) が空気中のO_2を利用して燃え，熱が生まれます。このとき，正常に燃焼した場合は二酸化炭素 (CO_2) が発生

116

しますが，O₂の量が不十分で不完全燃焼が起きると，
一酸化炭素（CO）が発生してしまいます。COはとても
毒性が強い物質です。しかし，臭いや味はなく，色もつ
いていないので，もしCOが発生しても私たちは気づか
ずに吸い込んでしまいます。

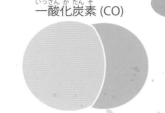

一酸化炭素（CO）

　COは血液中のヘモグロビンととても結合しやすく，吸い込んで血液中に取り込まれる
と，O₂よりも先にヘモグロビンと結合し，一酸化炭素ヘモグロビン（COHb）になりま
す。そうすると，O₂がヘモグロビンと結合できなくなり，身体中に行きわたらなくなっ
てしまうのです。そして，低酸素症となり，場合によっては死に至ることもあります。

・COの中毒症状

　空気中にCOが0.02%存在すると，頭
が重いなどの症状が現れます。さらに，
0.07〜0.1%になると，激しい頭痛，吐
き気，嘔吐，視力低下，失神などの症状
が現れます。そして，0.5〜1.0%になる
と，脈や呼吸が弱くなり，死亡します。

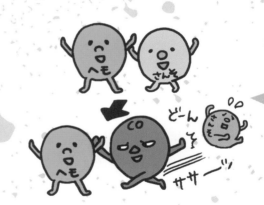

・CO中毒の人は血色がよくなる？

　じつは，COHbが多く含まれる血液は，あざやかな赤色になります。そのため，CO
中毒で亡くなった人は，血中の酸素量が少ないにもかかわらず，血色がよく見えると言
われることがあります。しかし，死体はCO中毒以外の原因で亡くなっても赤くなるこ
とがあるため，CO中毒による赤色と判断することは難しく，見逃されてしまうことも
あります。そのため，CO中毒かどうかは血液検査で確認します。

▶ 4-2 COの検査

　COの検査では、血液中にCOHbが含まれているかどうかを分光光度計という機器を使用して調べます。血液サンプルが入った容器にさまざまな波長の光を当て、光の吸収率を測定します。COHbが含まれない血液サンプルでは、ある一定の波長でのみ吸収率が高くなりますが（グラフの山が1つ、図上）、COHbが存在する場合はグラフは2ヵ所で高くなります（図下）。このように2つの山が確認できれば、CO中毒と考えられます。

▶ 4-3 配管ミスによる事故だった！

　血液検査の結果、HさんとIさんの血液からCOHbが検出されました。さらに、警察の調査により、この家は給湯設備を新しくする工事をしたばかりだったこともわかりました。その工事の配管ミスによりCOが発生してHさんがCO中毒で亡くなり、それが見逃されてしまったために、Iさんも同じようにCO中毒で亡くなってしまったのでした。

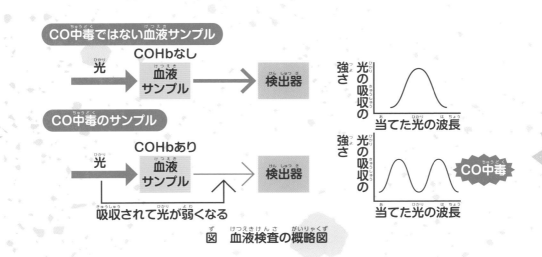

図　血液検査の概略図

第5章　ドクターいわせの法医学事件簿

まとめ

　人が次々と亡くなったのは，"呪い"ではなく，給湯器の配管ミスによる事故が原因でした。前述のとおり，COによる中毒で亡くなった場合は，死体に赤みを帯びると言われていますが，この事件のように赤みがほとんどみられないために，気づかない場合もあるのです。

　この事例からいえることは，"赤味を帯びる"などの特徴がない死体であっても，解剖や検査をしっかりと行い，死因を特定しなければならないということです。Hさんの死因をしっかりと特定できていれば，Iさんの事故は起こらずにすんだのです。

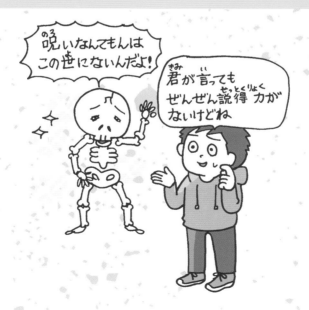

呪いなんてもんはこの世にないんだよ！

君が言ってもぜんぜん説得力がないけどね

解決

部屋で死んでた女性の本当の死因は？

～薬物検査の重要性②～

　ドクターいわせの法医学教室に，会社員の若い女性Jの死体が運ばれてきました。朝になっても起きてこないため，同居する母親が部屋に見に行くと，ベッドの上で倒れているのを発見しました。起こそうとしても意識がないようなので母親はすぐに救急車をよび，Jは病院に運ばれましたが，死亡が確認されました。そして，死亡確認後，病院でCT検査を行ったところ，脳幹出血を起こしていることが判明しました。しかし，Jの頭部や顔面に怪我の様子はありません。

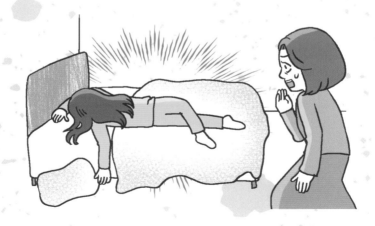

若い人なのに病気だったのかもしれませんね。

何かのトリックを使った密室殺人かもしれないよ。

どちらも少し不自然ですね。法医学の検査を追加して，さらに調べてみましょう。

解説

▶ 5-1 脳幹出血とは

　第1章で解説したとおり，脳幹は呼吸や心臓の動きなど，生命を司る脳のなかでも非常に重要な部位です。そのため，脳幹で出血が起こると命に危険がせまります。脳幹出血を発症する原因は高血圧がよく知られ，それ以外では食生活の乱れや喫煙も影響します。つまり，血管がダメージを受けるような生活をしていると，この病気を発症する危険性が高まります。つまりJのように若い人でも，まれに発症することがあるのです。

▶ 5-2 脳幹出血の原因

　では，今回のJのケースも脳幹出血を死因としてよいのでしょうか。実は，法医学者のあいだでは，覚醒剤中毒などの薬物中毒において，ときに致命的な出血を引きおこすことが知られています。しかし，このことは臨床医のあいだではほとんど知られていないので

す。ドクターいわせは，今回のケースも薬物中毒の可能性があることを警察に伝えました。

▶ 5-3 警察が女性の部屋を調べると……

　ドクターいわせからの報告を受けた警察は女性の部屋を調べてみました。すると，部屋から怪しい白い粉が発見されたのです。女性の死体はすぐに司法解剖されることになりました。司法解剖の結果，直接の死因は脳幹出血でしたが，血液検査の結果，致死濃度のメタンフェタミンが検出されました。これは覚せい剤の成分です。つまり死因は「覚せい剤中毒による脳幹出血」ということになりました。

▶ 5-4 女性は覚せい剤中毒だった

　警察がJの母親から話を聞いたところ，Jは数ヵ月前から素行の悪い男性と交際していたということでした。警察はその男性に対して事情聴取をしています。

まとめ

　今回のケースでは，死後のCT検査により「脳幹出血」という死因をあきらかにすることができました。しかし，脳幹出血の原因が病気なのか，それとも別の原因があるのか，法医学者は慎重に見きわめなければなりません。今回のようなケースを見逃すと，覚せい剤の蔓延を見逃すことになってしまうのです。現在の日本では，死後のCT検査の際に薬毒検査を行うことが義務付けられていません。そのため，薬物中毒による出血死を，病死と誤診してしまう危険が常にあるのです。

CT検査はとても便利だけど，それだけというのは危険ですね。

いわせ先生が薬物使用の可能性について警察に伝えなければ，病死と判断されていたね。

薬物の蔓延を防ぐためにも，薬物使用と出血死について，臨床の先生たちにも認識して欲しいと考えています。

ケース⑥ 大災害・大事故での死体の識別

～法歯科学の重要性～

　20XX年X月X日の午後，ドクターいわせはいつものとおり教授室で事務作業を行っていました。すると，大きな揺れを感じました。それから数時間後，テレビには，海岸沿いの町に大きな津波が押し寄せる様子が映っています。ドクターいわせはその映像をみて，たいへんなショックをうけました。その日のうちに日本法医学会からの要請を受けて，車で被災地に向かうことになりました。メンバーは，ドクターいわせ，同僚の法医学者，法歯科学者のみのがさです。

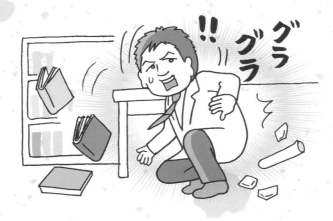

解説

▶ 6-1 大災害・大事故における法医学者の役割

・身元の特定の重要性

　大地震や津波，航空事故などの災害や事故では，多くの人が亡くなります。そのような緊急事態では，多数の死体について，災害で亡くなったのか，または犯罪で亡くなったのかを確認して，身元を特定するために，都道府県の枠をこえて，法医学者を含む医師や歯科医師が現場に直接行くことになります。身元の特定に有用な方法は，①指紋，②歯科所見，③DNA型です。身元の特定では法歯科学が重要な役割を果たします（**6-2**でくわしく解説します）。

・死体安置所・死体検案所

　日本では大災害や大事故が起こると行政機関が死体安置所と死体検案所の場所を決めます。多くの関係者が活動できるスペースや，死体を安置できるスペースが十分にあり，水や電源があり，屋根や壁などがある建築物が理想的です。

▶ 6-2 法歯科学

・法歯科学ってなに？

　法歯科学は歯科の観点から国民の権利を守るための学問です。その役割の1つとして，死体の身元の特定があります。

　多くの人は歯の治療を受けたことがありますね。そのため，歯科医院には，患者さんのカルテがたくさん残っています。法歯科学では身元不明死体の歯のデータと，歯科医院

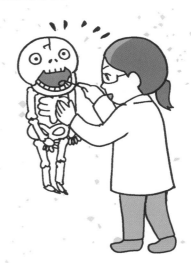

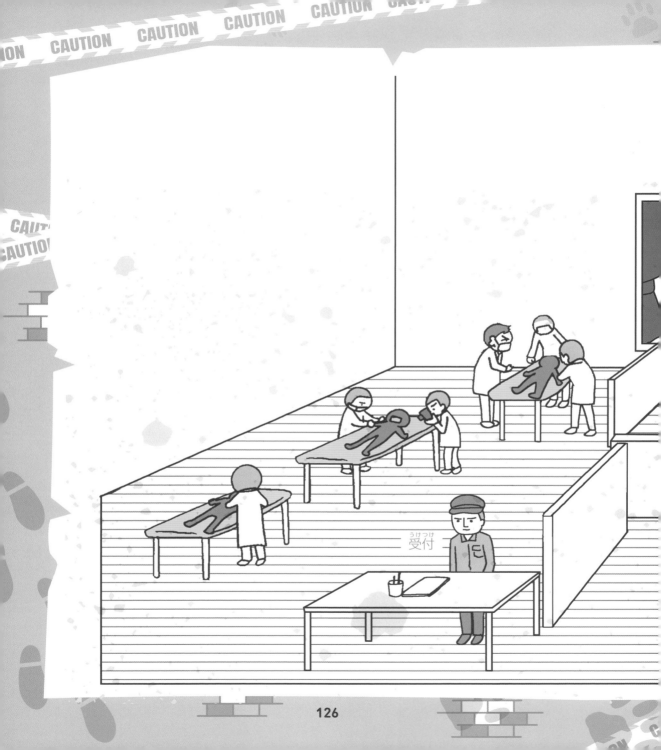

受付

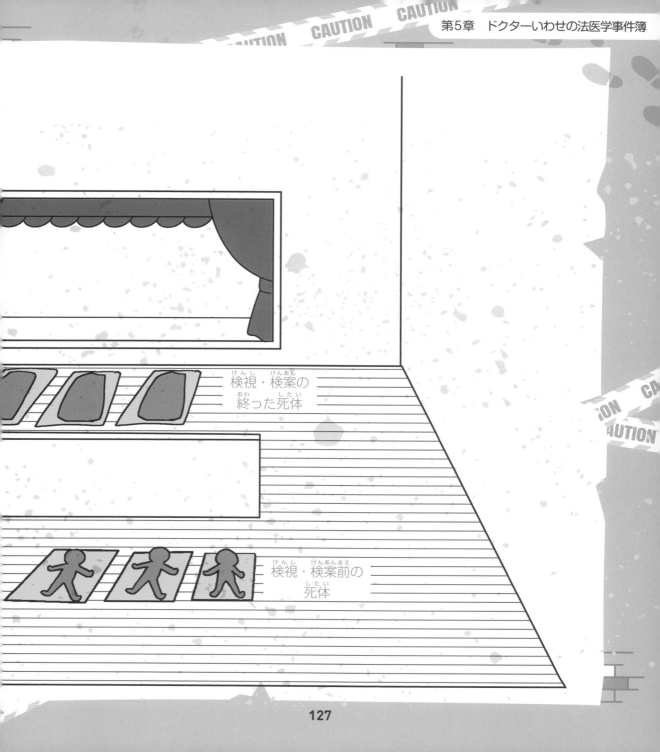

のカルテをつき合わせて身元を特定します。このとき，歯の大きさや，歯に含まれる成分，歯がすり減った度合いなどから，年齢や性別を推定することもできます。

　歯は死体になっても長い時間残り，比較的簡単な器具で観察できるというメリットがあります。そして，身体のほかの部分とはちがって，治療の跡がはっきりと残っています。そのため，大災害や大事故の際には，身元特定のために法歯科学が役立つのです。

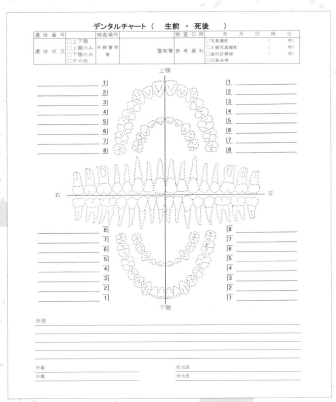

図1　デンタルチャート
日本法歯科医学会.（http://www.jsfds.com/dentalchart.html）

・デンタルチャート

　現場では歯科医師がデンタルチャートを作成します。デンタルチャートとは，歯の状態を紙に記載したものです。上下左右の歯を確認し，「虫歯」「義歯」「インプラント」「金歯」など，それぞれの歯の状態を書き込みます（図1）。

・レントゲン写真

　次に口のなかの撮影を行います。図2のような持ち運びできる小型のレントゲン装置が使われます。

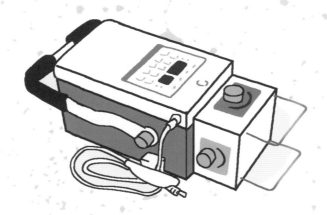

図2　ポータブルレントゲン装置

まとめ

　今後，日本は直下型や海洋性の巨大地震が発生する可能性が高いといわれています。また，大災害や大事故のときに新型コロナウイルス感染症のような未知の感染症の蔓延が重なると，死体安置所や死体検案所の設置方法も，これまでと同じようにはいかなくなります。そのときどきの状況にあわせて，臨機応変に対応していくことがとても大切です。

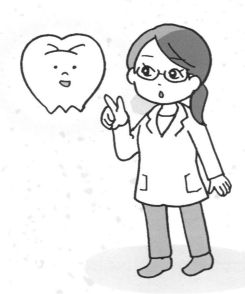

WANTED

ケース⑦

釣り人が川で水中死体を発見
～珪藻検査～

　早朝，Kさんが釣りをするために近所の川に行くと，川岸に人が倒れているのを見つけたので，警察に通報しました。警察による検視の結果，すでに死亡していて，周辺に所持品らしいものはなく，警察は事件と事故の両方の可能性を考えました。そこで，死因と亡くなった場所を特定するために，法医学教室で死体の珪藻検査を行うことになりました。

珪藻って何ですか？

 薄着のことかな？

 それは軽装だね。珪藻は水中の微生物，プランクトンのことだよ。

🚨 解　説

▶ 7-1 水中死体の捜査とは

　水中死体の場合，自殺，他殺，事故，病気など，いろいろな死因が考えられます。さらに，水中死体は状態が悪いことが多く，死因を特定するのが難しい死体の1つです。そのため，捜査情報，さまざまな検査結果や解剖の結果など，総合的に判断して死因を特定します。その際，溺死（溺れて死亡）なのか，死後に死体が遺棄されたのか，入水場所（水に入った場所）はどこなのか，といったことも，捜査に必要な情報です。しかし，河川や海では死体が流されてしまうため，入水場所と死体発見現場が違うことが多いのです。

▶ 7-2 死因や入水場所の特定のために体内の珪藻を調べる

・珪藻とは

　珪藻は植物プランクトンの一種で，多くの種類があります。世界中のどこの川や海にも存在します。小さくて肉眼では見ることができませんが，川や海の水を顕微鏡でのぞくと，その姿を見ることができます。

　珪藻の最大の特徴は珪酸質（ガラス質）の殻をもつことです。この特徴が法医学でも役立っています。

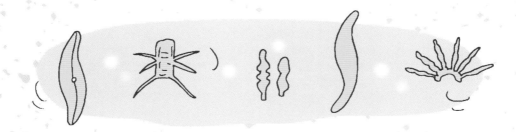

・溺死か，死後の遺棄か

　第2章で少しだけ"焼死"の話をしたことを覚えていますか。「死んでから焼かれた場合，口のなかや鼻の穴にススは残っていない」ということでしたね。じつは溺死の場合も同様です。川や海で見つかった死体を解剖して，肺や腎臓などの臓器からその川や海に生息する珪藻が見つかれば，溺死の可能性が高くなります。一方，肺や腎臓に珪藻がまったく見当たらない場合は，死後に投げ込まれた可能性を考えます。

・入水場所の特定

　珪藻は場所によって生息する種類が異なるため，死体に残った珪藻の種類を検査することで，入水場所を特定できることがあります（図）。

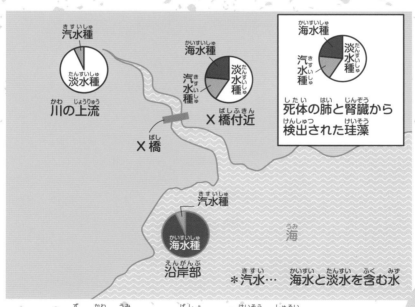

図　川や海における場所による珪藻の種類のちがい

▶ 7-3 死体の珪藻を調べる方法

　死体の臓器に残る珪藻はとても少ないため，ふつうに観察しても確認することはできません。そこで，珪藻が酸に溶けない珪酸質の殻におおわれているという性質を利用します。

　まず，死体の各臓器を採取し，フラスコに入れます。そして，ここに強い酸を加えます。すると，臓器は溶けてしまいますが，酸に強い珪藻だけは溶けずに残ります。これをろ過して顕微鏡で観察するのが，「壊機法」とよばれる方法です。

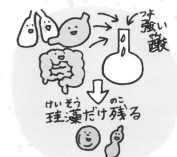

▶ 7-4　溺死体だった！

　ドクターいわせは死体の解剖を行いました。その結果，気管のなかにたくさんのあわ状のものが存在していました。水に溺れると空気や水をたくさん吸いこむので，溺れてからまもない死体では気管に泡が残っています。つまりこの死体は溺死体であることがわかったのです。また，珪藻検査の結果から，この死体の肺と腎臓から検出された珪藻の種類の割合は，死体が発見された川の珪藻の種類の割合とほとんど一致しました。

まとめ

溺死体の場合，溺れた場所と，みつかった場所が変わってしまったり，その場所も広範囲になってしまうため，特定するのはとても困難です。法医学では，身近な微生物を用いて，その難題にとり組んでいます。

強い酸を使うなんてこわい!

 ちなみに骨は溶けるの???

 ボーンくんをぜんぶ溶かすには, かなり時間がかかるかもしれないね。

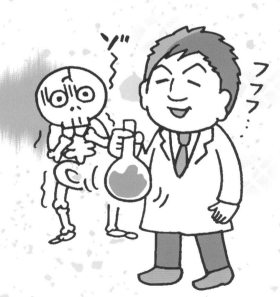

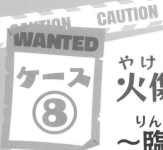

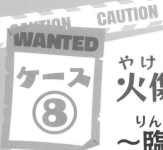 **WANTED**

ケース⑧

火傷をしている女の子
～臨床と法医学との連携の重要性～

病院の救急外来に，背中に火傷をした5歳の女の子Lちゃんが搬送されてきました。母親のはなしによると，やかんでお湯を沸かしていたところ，Lちゃんが走りまわっていたため，やかんがコンロから落ちて熱湯をかぶり，火傷したとのことでした。しかし，救急外来の医師がLちゃんを診察したところ，火傷だけではなく，身体のあちこちにアザがあり，5歳にしてはひどく痩せていることに気づきました。救急外来の医師は児童虐待を疑い，児童相談所に連絡しました。虐待がありそうだと判断した児童相談所は，法医学的な鑑定を受けてもらうために，Lちゃんをドクターいわせが担当している「臨床法医外来」へ連れて来ました。

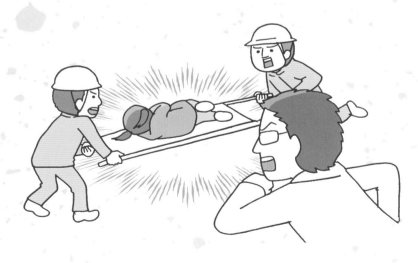

解説

▶ 8-1 生きている人を診察することも法医学者の大切な仕事です

　法医学のおもな仕事は，死んだ人の解剖を行い，死因を特定することだと考えている人が多いと思います。もちろん，死因究明は法医学の重要な責務の一つですが，第2章で解説したように，法医学の対象には生きている人も含まれるのです。たとえば，法医学者は今回のように，虐待された可能性がある子どもを診察することがあります。このように，法医学のなかでもとくに生きている人を対象にする分野を，「臨床法医学」といいます。

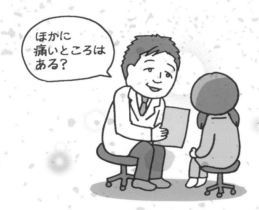

ほかに
痛いところは
ある？

▶ 8-2 新しいアザと古いアザが確認できた

　児童虐待とは，本来は子どもを保護する立場の親などのおとなが，子どもに対して行う虐待のことです。暴行する，家や部屋にに閉じ込める，無視する，不潔なままにする，満足な食事を与えない，病気やけがをしているのに病院に連れていかない，性的なことをする，などがあげられます。児童虐待は家庭内での密室で行われることが多いため，虐待が疑われて死亡した児童は死因がわからず司法解剖の対象になります。このような

ことから，法医学者の果たす役割はとても重要です。

「臨床法医外来」では，児童相談所や警察から虐待の鑑定依頼を受けたときにだけ，診察を行います。診察の結果は，虐待を受けているかもしれない子どもの保護や警察へ通告，裁判のための「証拠」となります。ドクターいわせがLちゃんのアザをくわしく調べたところ，新しいアザと古いアザが存在することがわかりました。

▶ 8-3 女の子は虫歯が多かった

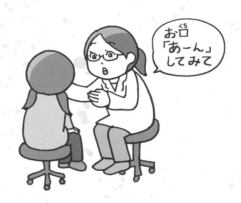

法歯科医学者のドクターみのがさがLちゃんの歯を確認したところ，虫歯が多く，治療した形跡がないことがわかりました。虫歯と子どもの虐待との関連についての調査によると，虐待を受けている子どもは虫歯が多いことが知られています*。歯磨きなどのケアをしてもらえないうえ，歯科医院に連れていってもらえないことが多いからです。このように，保護者が子どもに必要な医療を受けさせないことを「医療ネグレクト」といいます。Lちゃんは医療ネグレクトを受けている可能性もありました。

　＊ 東京都歯科医師会. 児童虐待防止マニュアル, かかりつけ歯科医の役割. 東京都歯科医師会, 東京, 2004.

▶ 8-4 女の子は虐待を受けていると判断した

　以上のことから，ドクターいわせとドクターみのがさは，Lちゃんが親から虐待を受けているのではないかと考え，鑑定結果を児童相談所へ報告しました。児童相談所は，その他の調査結果も含めて総合的に検討し，虐待の可能性が非常に高いと判断して，警察へ通報しました。警察が両親からはなしを聞いたところ，日常的に暴力を行っていたこと，意図的にLちゃんに熱湯をかけたことなどを認めました。両親は逮捕されて，Lちゃんは児童福祉施設に行くことになりました。

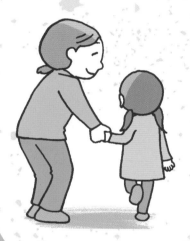

まとめ

　家族や親しい人からの暴力や虐待には，児童虐待だけではなく，高齢者虐待，ドメスティックバイオレンス（配偶者や恋人など親密な関係にある人，またはあった者からふるわれる暴力）など，さまざまな種類があります。「自分はそんな残虐なこととは無関係」などと考えてはいけません。誰でも被害者にも加害者にもなりえるのです。

Lちゃんが幸せになれるように，ぼくがずっと見守っているよ!

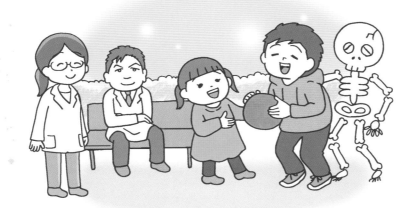

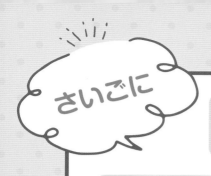
さいごに

いわせ先生，この本を通じて法医学を理解することができました。

法医学に携わる人々はとてもたいへんな仕事をしていることがわかりました。また，日本の死因究明制度には問題点もたくさんあることがわかりました。

 この本で勉強したとおり，死因をしっかりと究明することは，亡くなった人のためだけではなく，生きている人のためにもなるんだよ。事件や事故，病気を見逃すことは，新しい犠牲者を生み出す原因になってしまうから，あってはならないことだね。そのため，異状死体はすべて解剖する必要があるということを，私たち法医学者はこれからもくり返し訴えていきたいと考えているんだ。

ぼくたちにできることはありますか??

そうだね。今回は法医学を勉強してくれたけど，広い視野をもって，いろいろなことを学んでほしいと思う。法医学は医学的，解剖学的な知識はもちろん，化学，細胞生物学，微生物学，物理学，生理学など，幅広い知識が必要だということがわかったね。このようにさまざまな視点から死因を究明することで，本当の答えにたどりつくことができるんだ。若いときは，いろいろなことを学んだり挑戦したりして，たくさんのことを吸収してほしいな。

ぼくは歌手になるために，ギターを弾いてみたい！

えぇ，そうだったの？

それはいいね。骨にしみるような曲を歌ってみて！

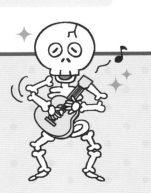

参考文献

髙取健彦（監修）. NEW エッセンシャル法医学 第 6 版. 医歯薬出版, 東京, 2019.
岩瀬博太郎・石原憲治（編）. 隠された真相を暴け！　クイズなるほど the 法医学. 金芳堂, 京都, 2017.
佐藤喜宣（編著）. 臨床法医学テキスト 第 2 版. 中外医学社, 東京, 2014.
岩瀬博太郎. 法医学者, 死者と語る. WAVE 出版, 東京, 2010.
岩瀬博太郎. 日本人の死因の不都合な真実. WAVE 出版, 東京, 2021.

著者略歴

岩瀬博太郎 （いわせひろたろう / 解剖医，医学博士）

千葉大学大学院医学系研究院法医学教育研究センター長
東京大学大学院医学研究院法医学教室教授

1993 年東京大学医学部医学科卒業。1998 年医学博士号取得。東京大学大学院医学系研究科法医学講座（助教授），千葉大学大学院医学研究院法医学教室（教授）を経て，2014 年より現職。日本法医学会理事。おもな著書，『焼かれる前に語れ〜司法解剖医が聴いた，哀しき「遺体の声」』（WAVE 出版），『法医学者，死者と語る〜解剖室で聴く　異状死体，最期の声』（WAVE 出版），『死体は今日も泣いている　日本の「死因」はウソだらけ』（光文社新書）など

編集協力

石原憲治 （いしはらけんじ / 法医学）

千葉大学大学院医学研究院客員教授
京都府立医科大学医学部客員教授

親子でなっとく！　事件をかいぼう！
こども法医学

2023 年 10 月 17 日　初版第 1 刷発行
2023 年 12 月 25 日　初版第 2 刷発行

著　　者　岩瀬 博太郎
発 行 者　須永 光美
発 行 所　ライフサイエンス出版株式会社

　　　　　〒 105-0014　東京都港区芝 3-5-2
　　　　　TEL. 03-6275-1522　FAX. 03-6275-1527
　　　　　https://www.lifescience.co.jp/

印 刷 所　三報社印刷株式会社

デザイン　株式会社オセロ　謝 暄慧
イラスト　藤井 昌子
編　　集　芝﨑 あずさ

ISBN 978-4-89775-470-3 C8047　© Hirotaro Iwase 2023